TRAITÉ

DE

L'HYDROCÉPHALE AIGUË,

OU

FIÈVRE CÉRÉBRALE DES ENFANS.

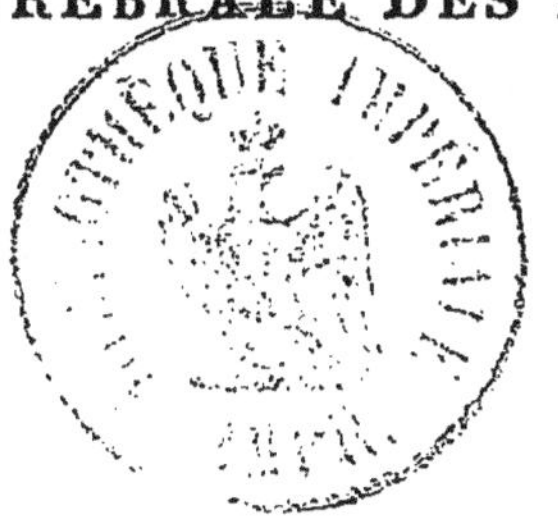

TRAITÉ

THÉORIQUE ET PRATIQUE

DE

L'HYDROCÉPHALE AIGUË,

OU

FIÈVRE CÉRÉBRALE DES ENFANS;

SUIVI D'UNE COLLECTION CHOISIE D'OBSERVATIONS, ET DE LA TRADUCTION DE L'ESSAI DE ROBERT WHYTT SUR CETTE MALADIE:

Par J. Vbricheteau,

Docteur en médecine de la Faculté de Paris, médecin du quatrième dispensaire, membre adjoint de l'Académie royale de Médecine, de la Société médicale d'émulation et de l'Athénée de médecine de Paris; correspondant de la Société d'Agriculture, Belles-Lettres, Sciences et Arts de Poitiers, de celle des Sciences, Arts et Belles-Lettres de Mâcon, et de la Société médicale de la Nouvelle-Orléans.

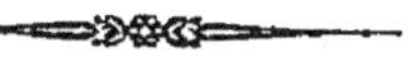

PARIS,

BÉCHET JEUNE, LIBRAIRE DE L'ACADÉMIE ROYALE DE MÉDECINE, PLACE DE L'ÉCOLE DE MÉDECINE, N° 4.

BRUXELLES,

AU DÉPOT GÉNÉRAL DE LA LIBRAIRIE MÉDICALE FRANÇAISE, MARCHÉ AUX POULETS, N° 1213.

1829.

IMPRIMERIE DE SELLIGUE,
Breveté pour les presses mécaniques et à vapeur,
Rue des JEUNEURS, n° 14.

PRÉFACE.

Si on peut ne pas dire, comme au temps de Whytt et de Fothergell, que l'hydrocéphale aiguë est incurable, au moins est-on obligé de convenir que cette maladie est encore l'une des plus dangereuses de celles qui attaquent les enfans, et l'une des plus difficiles à observer et à guérir. La gravité qu'elle présente et l'obscurité dont elle s'enveloppe dépendent en grande partie : premièrement, de l'extrême susceptibilité des organes encéphaliques qui sont dans un travail d'éducation continuel ; secondement, de ce que ces organes se trouvent profondément enfermés dans une cavité osseuse, épaisse, solide, et non élastique ; troisièmement enfin, de ce que les enfans ne peuvent rendre qu'un compte infidèle des souffrances qu'ils éprouvent.

Sous ce dernier rapport, on peut dire que la médecine pratique chez les jeunes sujets est plutôt une sorte de divination, comme l'a dit je ne sais quel auteur, qu'une induction méthodique déduite des faits ; car on ne doit pas considérer comme un résultat concluant d'observation l'en-

semble et le rapport des traits de la physionomie ,
non plus que l'expression des organes souffrans ,
trop peu significative lorsqu'elle est privée de son
interprète naturel (la parole). Le praticien , il est
vrai, sait interroger les enfans d'une manière fruc-
tueuse ; l'habitude de les observer doit même le
conduire à tirer un bon parti du tableau mouvant
qu'offre la face, appelée le miroir de l'âme ; mais
nous ne pensons pas qu'on puisse inférer de là avec
Tissot que chaque malade a son langage propre ,
son *habitus* spécial, que le médecin doit connaître :
nous adopterons encore bien moins l'opinion
d'Odier, qui prétend que cet *habitus* dirige quelquefois plus sûrement le médecin que les symptômes dont il ne peut se rendre compte. Ce sont
là des idées exagérées qui ont pu faire fortune à
une autre époque , mais qui conviennent peu
aux esprits positifs de notre temps.

C'est sur de pareils argumens qu'on s'est fondé
pour créer une médecine particulière aux enfans ,
qu'on a composé des livres sur leurs maladies le
plus souvent dans la vue de s'en faire attribuer le
soin : de là est résulté encore un préjugé très-
favorable à quelques praticiens chargés de visiter
chaque jour un grand nombre d'enfans ; préjugé
qui a fait gratuitement supposer qu'ils avaient

des yeux de lynx pour deviner les maladies qui les affectent, et une immense supériorité sur leurs confrères.

Osons le dire, c'est une erreur adroitement exploitée, d'avancer que les maladies présentent des différences importantes dans leur diagnostic et leur traitement parce qu'elles affectent des âges différens. En effet, l'habileté spéciale, vulgairement appelée la *spécialité* dans la pratique médicale, doit se fonder non sur l'habitude journalière de visiter un grand nombre de malades du même âge, mais sur celle de traiter presque exclusivement les mêmes maladies sur des sujets de tout âge, de tout sexe et de toute condition.

Nous sommes même très-convaincu que pratiquer exclusivement dès le début la médecine chez les enfans n'est pas un moyen d'arriver à une connaissance exacte et profonde des maladies, même de celles qui leur sont familières, parce que, dans notre opinion, les difficultés qui naissent des sujets soumis à l'observation sont peu propres à dissiper le vague et l'obscurité qui règnent sur un grand nombre de questions de pathologie. Ne serait-ce point en se bornant à l'exercice empirique de la médecine des enfans que des praticiens, routiniers d'ailleurs, et exclusivement voués à cette partie de l'art, l'auraient inondée de préjugés? M. Desruelles fait remarquer, par exemple, dans son ouvrage sur le croup, que l'idée généralement répandue dans les livres écrits sur les maladies des enfans, que ceux-ci étaient faibles, lymphatiques, gorgés de sucs, etc., a fait admettre comme une sorte de principe fondamental que ces maladies étaient asthéniques, qu'il fallait fortifier et exciter les enfans et épurer leurs humeurs : de là l'abus étrange que l'on a fait et que l'on fait encore dans le jeune âge des vins, des sirops, des élixirs toniques, amers, dépuratifs et antiscorbutiques ; médicamens qui, pour être utiles dans quelques cas exceptionnels, sont le plus souvent nuisibles à des constitutions pleines de vie, de mouvement et d'irritabilité, indispensables attributs de la croissance et de la jeunesse. A combien d'abus du même genre n'a pas donné lieu l'opinion triviale que l'existence des vers, en quelque sorte spéciale, je dirais presque naturelle aux enfans, était la source d'une foule d'altérations qu'il fallait combattre par des vermifuges de toutes les couleurs ! Ces compositions, qui pour la plupart ne sont que des purgatifs amers, irritent en pure perte les voies digestives lorsqu'il n'y a pas de vers;

ce qui arrive souvent, attendu qu'on administre ordinairement les drogues après que l'expulsion de ces hôtes (tant maudits par les mères) a donné une preuve de leur existence.

Mais je reviens à l'objet spécial de cette introduction, dont m'ont détourné des réflexions qui pourraient faire la matière d'une dissertation des plus importantes de médecine pratique. Depuis la publication de mon *Essai analytique sur l'hydrocéphale aiguë*, j'ai recherché avec empressement les occasions d'observer cette maladie ; j'ai recueilli avec soin de nouveaux faits, je les ai comparés entre eux et avec ceux que d'autres ont publiés; j'ai lu avec attention les ouvrages français qui ont paru sur ce sujet. J'ai même rendu compte de plusieurs de ces ouvrages dans les journaux de médecine de la capitale, et me suis ainsi tenu au courant de la matière.

Malgré des antécédens si propres à me rendre maître de mon sujet, j'avoue avec franchise que j'ai long-temps hésité à le traiter, et que lorsqu'il a fallu définitivement mettre la main à l'œuvre, j'ai été effrayé des difficultés nombreuses qu'il offrait. Le dirai-je, plus d'une fois j'ai été sur le point de renoncer à mon projet, en voyant les opinions contradictoires professées par les auteurs sur la nature de l'hydrocéphale aiguë. Le découragement pouvait-il ne pas augmenter quand il m'a fallu concilier et fondre ensemble les assertions contracdictoires émises sur les propriétés curatives des médicamens vantés avec assurance ou improuvés sans réserve dans des cas exactement pareils? Je ne connais, en effet, rien de plus désespérant que ces inexplicables dissidences d'opinions fondées néanmoins sur des faits également concluans pour ou contre. Mais le découragement dans le médecin est en quelque sorte un mal de plus à ajouter à celui du malade; l'espoir, au contraire, en le soutenant, peut le conduire à un résultat inattendu. Que de maladies long-temps regardées comme incurables ont à la fin cédé aux persévérantes investigations, aux inspirations de l'esprit de recherche! Que de théories d'abord obscures, incompréhensibles, sont devenues lumineuses par l'influence de quelques faits! L'art n'a point de limites déterminées, et nul ne doit désespérer de les étendre en fournissant son contingent de travaux, quelque faibles qu'ils soient.

J'ai reproduit dans ce traité quelques idées déjà émises dans ma Dissertation inaugurale et dans un Mémoire sur l'hydrocéphale aiguë, publié en

1820 dans le *Journal complémentaire du Dictionnaire des sciences médicales*. Ce sont d'ailleurs les
seuls rapports qui existent entre ces premiers travaux et celui-ci, qu'on peut considérer comme
nouveau pour le fond et pour la forme. Le temps
qui s'est écoulé depuis mes premières recherches
sur ce sujet en a perfectionné quelques parties ; ce
peu de progrès suffira sans doute pour expliquer
la différence qu'on remarque entre certaines opinions émises à diverses époques sur les mêmes
points de la maladie en question.

J'ai employé très-souvent dans le cours de cet
ouvrage l'expression de *fièvre cérébrale* comme synonyme d'hydrocéphale aiguë, uniquement pour
varier la diction, et sans que je fasse jouer aucun
rôle particulier à la fièvre dans cette maladie. Au
reste, je pense que si les dénominations vagues en
médecine ont le désavantage de ne rien indiquer
de positif, elles n'ont point l'inconvénient de donner une idée fausse des objets qu'elles représentent ;
et, en pareille matière, le vague me semble préférable à l'erreur.

Quant au plan que j'ai adopté pour cette monographie, il est semblable à celui que j'ai suivi
dans mon *Traité du Croup*, favorablement accueilli
du public.

Je commence par faire une esquisse bibliographique des écrits qui ont été publiés sur l'hydrocéphale aiguë ; je parle ensuite des causes de
cette maladie, de sa fréquence, puis de sa nature
et de son siége. Dans un quatrième chapitre, je
traite de son invasion, de sa marche et de sa ter
minaison ; le cinquième est consacré aux altérations de tissu propres à la fièvre cérébrale, aux
caractères anatomiques et aux variétés de cette
affection ; enfin aux liaisons qui existent entre ses
signes et ses lésions organiques. Vient ensuite la
description générale de la maladie, suivie d'une
appréciation de ses symptômes qui comprennent
les chapitres sixième et septième.

Le chapitre huitième a pour objet les maladies
qui simulent l'hydrocéphale aiguë. Dans le neuvième il s'agit des maladies qui compliquent celle
qui fait le sujet de cet ouvrage. Le dixième a trait
aux différences qui existent entre l'hydrocéphale
aiguë et les autres maladies. Dans le onzième chapitre sont consignés les faits qui font partie de
cette monographie. Dans le douzième enfin on
s'occupe du traitement.

TRAITÉ

THÉORIQUE ET PRATIQUE

DE

L'HYDROCÉPHALE AIGUË,

OU FIÈVRE CÉRÉBRALE DES ENFANS;

SUIVI D'UNE COLLECTION CHOISIE D'OBSERVATIONS, ET DE LA TRADUCTION
DE L'ESSAI DE ROBERT WHYTT SUR CETTE MALADIE.

PARAGRAPHE PREMIER.

Esquisse historique et bibliographique.

Un des caractères fondamentaux de l'hydrocéphale aiguë est un épanchement rapide de sérosité dans les ventricules et autres cavités de l'encéphale; la cause immédiate de cette maladie est tantôt l'irritation spéciale propre aux hydropisies actives, tantôt un certain degré d'inflammation de l'arachnoïde : d'où résultent deux variétés de cette affection, distinctes par leurs causes et leurs symptômes.

L'hydrocéphale aiguë diffère de la méningite par des symptômes spéciaux et un cours déterminé que les auteurs ont partagé en trois périodes. Elle est particulière, mais non exclusive, aux enfans de l'âge de deux à sept ans. De toutes les dénominations (1) qu'on lui a imposées, celle d'hydrocéphale aiguë nous paraît la plus convenable, parce que, bien que cette dénomination ne renferme pas toutes les conditions désirables, elle s'applique mieux aux variétés de cette affection et n'exclut aucune de ses formes, comme les noms d'*irritation encéphalique*, *d'hy-drocéphalite*, *d'hydrencéphale*, etc., etc., proposés dans ces derniers temps. L'épanchement, en effet, quoi qu'on en ait pu dire, sera toujours une des conditions nécessaires de cette maladie des enfans.

On a fait jusqu'à ce jour des recherches assez superflues pour découvrir quelques passages relatifs à l'hydrocéphale aiguë dans un grand nombre d'écrivains, comme Hippocrate, Mercurialis, Bonnet,

---

(1) Synonymie. — *Hydrocéphale interne*, *hydropisie des ventricules du cerveau*, Whytt, Fothergill, Ludwig, Murray. — *Eclampsia ab hydrocéphalo*, Sauvages. — *Hydrocéphale aiguë*, *hydrocéphale active*, de plusieurs auteurs. — *Apoplexie hydrocépalique*, Cüllen. — *Fièvre hydrocéphalique*, Macbride. — *Fièvre cérébrale*, Chardel, Collinet, Gardien, Capuron. — *Hydrencéphale*, Yeats et Coindet. — *Hydrocéphalite*, Brachet. — *Méningite aiguë des enfans*, Senn. — *Irritation encéphalique des enfans*, Piorry.

Morgagni, Sennert, Pison, Lieutaud, etc. Borsieri, plus connu sous le nom scientifique de
Burserius, est le seul peut-être qui ait cru en
trouver la peinture fidèle dans le livre *De morbis*
attribué au *vieillard de Cos*. « S'il existe de l'eau
» à l'extérieur du cerveau, est-il dit dans ce traité,
» une douleur aiguë se fait sentir au sinciput,
» puis aux tempes, ou en quelque autre endroit.
» D'autres fois il y a fièvre avec frisson, douleur
» aux yeux, dilatation de la pupille et perte de la
» vue qui est quelquefois double; si le malade se
» lève, il est pris de vertiges, il ne peut soutenir
» l'impression du vent ni de la lumière; les oreilles
» lui tintent; il vomit de la pituite, des alimens (1). »
L'épanchement très-évident d'ailleurs dont il est
ici question était situé entre la dure-mère et le cerveau, puisqu'il y a dans le texte περι τω εγκεφαλω,
que Borsieri traduit assez inexactement par *in
cerebro*; de plus, ce qui est confirmatif de mon
opinion, l'auteur du livre propose la perforation
du crâne pour faire sortir le liquide épanché.

De ce qu'il n'est pas fait mention expresse de
l'hydrocéphale aiguë dans les auteurs anciens et
ceux du moyen âge, je suis loin d'en conclure
que cette maladie n'existait pas; on la confondait
probablement avec d'autres, et on la décrivait

______

(1) Hippocrate *De morbis* (*edente Martinello*), lib. II,
n° 15.

sous des noms divers tirés de ses principaux symptômes. Je suis d'autant plus fondé à embrasser cette opinion, que, bien avant qu'on en eût donné une description exacte, et alors qu'on commençait à débrouiller le chaos de la nosologie (1), les ouvrages de Harris, de Wepfer, de Boerrhaave en offrirent des traces évidentes, ainsi que quelques recueils scientifiques du temps.

En 1701, Duverney jeune eut occasion d'observer un exemple d'hydrocéphale interne devenue chronique, qu'il publia dans les *Mémoires de l'Académie des sciences* pour la même année. Voyez observ. 1re.

En 1732, André de Saint-Clair, professeur de médecine à Édimbourg, publia une longue observation surchargée de détails et de prescriptions sans nombre, à travers lesquels on ne peut méconnaître les signes d'un épanchement dans les ventricules du cerveau, bien constaté par l'ouverture du corps. Cette observation est remarquable d'ailleurs par des rémissions et des intermissions qui lui donnaient quelque ressemblance avec une fièvre intermittente, ce qui la rapproche des faits importans recueillis par MM. Cloquet et Mareschal dont il sera question dans le cours de cet ouvrage.

---

(1) Au commencement du dix-huitième siècle.

L'année suivante (1733), J. Paisley, chirurgien à Glascow, fit imprimer, dans les Essais de
médecine d'Édimbourg, une observation d'hydrocéphale aiguë (1), dans laquelle l'épanchement
paraissait s'être effectué dès les premiers jours de
la maladie, ce qui est très-rare. C'est d'ailleurs,
ainsi que je l'ai fait remarquer autrefois dans ma
thèse, le premier exemple complet qu'on ait publié sur cette affection. (Voyez l'extrait de cette
observation, obs. IV.)

Quelques années avant que Robert Whytt, regardé comme le premier historien de l'hydrocéphale aiguë, mît au jour sa dissertation, si justement estimée, Sauvages avait déjà tracé un tableau exact de cette maladie dans sa *Nosologie
méthodique* (2). Le titre singulier d'*Éclampsie*,
qu'il avait adopté, explique comment ce docu-
ment précieux est resté si long-temps inconnu.
Nous le consignons ici comme un titre incontestable de priorité pour la médecine française.

« L'*éclampsie*, dépendante d'une hydrocéphale
» vulgairement appelée *les eaux dans le cerveau*,
» est une maladie très-fréquente qui enlève un

---

(1) A hydrocephalum with remarkable symptoms, by
John Paisley. Med. Essays Edimb. tom. III, p. 335.

(2) Tom. II, deuxième partie, p. 81, édition de 1763.

» nombre considérable d'enfans, même dans les
» familles les plus distinguées par leur rang. Il
» serait bien important qu'on pût la prévenir; car,
» une fois qu'elle existe, on ne peut presque plus
» y remédier. Elle attaque les enfans de trois,
» quatre ou cinq ans, principalement ceux qui
» sont affectés de la maladie scrofuleuse avec
» engorgement des ganglions mésentériques, et
» dont les parens ont été atteints de la syphilis.
» Elle débute par de l'inappétence ; les enfans ont
» du dégoût pour toutes choses, même pour leurs
» joujoux ; ils sont pâles, tristes, capricieux, de
» mauvaise humeur ; leur pouls est petit, languis-
» sant. Par intervalles la face devient rouge,
» comme dans les exacerbations des maladies ai-
» guës. À cela vient se joindre de la faiblesse, une
» sorte de langueur ; la tête devient lourde et
» chancelle sur les épaules ; la bouche éprouve
» une distorsion subite ; les yeux deviennent fixes,
» et paraissent couverts d'une sorte de nuage ; les
» mains et quelques parties de la figure sont agi-
» tées de mouvemens convulsifs ; les facultés in-
» tellectuelles s'obscurcissent ; les malades sont
» assoupis et comme stupides ou hébétés ; le pouls
» devient faible, fréquent, inégal, et la mort sur-
» vient dans l'espace de quelques jours. »

« À l'ouverture du corps, on trouve un épan-
» chement considérable de sérosité dans les ven-
» tricules du cerveau. »

C'est à Robert Whytt qu'on doit la première dissertation complète sur cette maladie (1). Tous les médecins s'accordent à admirer la description que cet auteur donna de l'hydrocéphale aiguë , qu'il divisa en trois périodes. On ne peut trop louer non plus la théorie qu'il proposa à cette occasion, et la conception simple et naturelle de la totalité de l'ouvrage. Comme cette dissertation est très-rare, nous avons cru rendre service aux médecins en en donnant une traduction à la fin de cette monographie.

Fothergill lut, en 1771, à la Société de médecine de Londres, d'excellentes remarques sur cette maladie, qui ont été traduites en français. Cet opuscule de quatorze pages, composé dans un très-bon esprit, ne pèche que par son extrême brièveté (2).

Un médecin de l'Allemagne, *Ludwig,* a également enrichi la science d'une assez bonne dissertation sur l'hydropisie aiguë du cerveau, pour le temps où elle fut composée (3).

Odier, médecin de Genève, présenta à la Société royale de médecine de Paris, en 1779, un

---

(1) Publiée en 1768.

(2) Medical obs. and inquiries , t. IV.

(3) Dissertatio de hydrope cerebri puerorum, Leips. , 1774. Baldinger, opuscul., tom. 5.

mémoire qu'on regarde avec juste raison comme un des meilleurs écrits sur la fièvre cérébrale, quoiqu'il y ait dans cet ouvrage beaucoup de confusion, qu'on puisse reprocher à l'auteur d'avoir souvent confondu l'hydropisie de cerveau avec des affections vermineuses, d'avoir décrit comme simples des espèces compliquées, etc. Odier est d'ailleurs le premier qui ait signalé le *facies* particulier aux enfans hydrocéphaliques, et qui ait parlé de l'oscillation des pupilles.

Quin publia d'abord à *Édimbourg,* en 1779, une dissertation inaugurale sur l'hydrocéphale aiguë; puis, l'année suivante, il fit paraître à Dublin une monographie sous le titre de *Traité sur l'hydropisie du cerveau* (1). C'est d'après cet ouvrage que Cullen a parlé de la maladie qui nous occupe. Il la considérait comme une apoplexie hydrocéphalique à l'état aigu, et comme une hydropisie à l'état chronique : théorie plus ou moins complétement adoptée dans la suite par Rush et M. Coindet, ainsi que nous le verrons bientôt.

Baumes n'a guère fait que retourner l'opinion de Quin dans les *Annales cliniques de Montpellier* (2). Il considère l'affection primitive de l'arachnoïde comme une espèce d'inflammation

---

(1) Treatese on the dropsy. of the Brain, Dublin, 1780.
(2) Tom. I.

9

spasmodique qui empêche de repomper la lymphe humectant habituellement le cerveau.

Dobson, de Liverpool, publia en 1784 (1), sur
l'hydrocéphale aiguë, un mémoire qui avait principalement pour objet de prouver l'efficacité du
mercure dans cette maladie. Ses observations re-
montaient jusqu'à 1775; elles furent, dans la
suite, confirmées par Percival. Nous reviendrons
sur cet objet à l'article du traitement.

Benjamin Rush, de Philadelphie (2), supposa
que le premier degré de l'hydrocéphale aiguë était
une sorte de phlegmasie moindre que l'inflammation ordinaire, et que le second était une espèce d'apoplexie séreuse. Il y a du vrai dans
cette opinion, en quelque sorte analytique, de
Rush, quand on vient à décomposer la maladie
en ses deux principaux élémens, la cause et
l'effet; mais quand il s'agit de classer une affection quelconque, on ne peut la faire participer de
deux maladies à la fois; il faut opter entre l'une
et l'autre. D'un autre côté, je ferai remarquer
que par hydropisie on n'entend pas seulement un
épanchement séreux, mais une affection dont l'é-
panchement est un des caractères les plus saillans,
et dont la cause prochaine ou immédiate est difficile, pour ne pas dire impossible, à spécifier,

____

(1) Med. obs. inquiries, tom. 6.
(2) Med. inq. and observat. Philad., 1793, vol. 2.

comme cela arrive pour beaucoup d'autres maladies.

Plusieurs années s'écoulèrent sans qu'il parût
d'autres écrits sur l'hydrocéphale aiguë, que des
faits insérés dans les journaux périodiques, et
quelques dissertations inaugurales peu remarquables (1).

On sentait généralement en France le besoin
d'une monographie sur cette partie de la pathologie des enfans; c'est ce qui me décida à profiter
de ma position à l'hôpital des enfans malades (où
je remplissais les fonctions d'élève interne en 1813),
pour recueillir sur ce sujet des faits qui ont servi
de base à ma dissertation inaugurale publiée à la
fin de 1814 (2). Je fis en sorte d'y établir l'état
de la science d'alors; je traçai une description de
la maladie, et j'eus soin d'indiquer les diverses
médications qu'on avait employées. Je considérai
d'ailleurs la maladie, à l'exemple de Whytt,
comme une hydropisie par cause excitante, sans
oublier de faire mention des traces d'inflammation trouvées à l'ouverture des corps, et qui
me paraissaient être le plus souvent des com-

------

(1) Bouchel, John Waren, Collinet, Jadelot, sont au
nombre de ceux qui ont écrit dans les recueils périodiques
sur cette maladie.

(2) Dissertation analytique sur l'hydropisie aiguë des
ventricules du cerveau, in-4°, 1814.

plications. J'ai de la peine à comprendre comment cette marche si simple a pu me faire accuser, par ceux qui regardent l'hydrocéphale aiguë comme une inflammation des méninges et du cerveau, de n'avoir pris en considération que le résultat d'un travail morbifique.

Cheyne publia en 1816 un nouvel Essai sur l'hydrocéphale aiguë (1). Il substitua aux trois périodes de Whytt trois autres périodes qui reconnaissent pour cause : 1° l'augmentation, 2° la diminution de la sensibilité, 3° l'état convulsionnaire. Selon lui, la maladie est due à une congestion veineuse des vaisseaux cérébraux, congestion qu'il croit toujours précédée d'un état actif dont le mot *inflammation* ne peut donner une idée exacte. L'ouvrage de Cheyne contient quelques faits intéressans, mais il est très-faible sous le rapport de la théorie; Cheyne donne de grands éloges au mercure.

M. Coindet, de Genève, fut l'un des premiers à considérer l'hydrocéphale aiguë comme une inflammation particulière aux parois des ventricules cérébraux, dont l'épanchement aqueux est la plus fréquente terminaison. L'ouvrage qu'il publia sur ce sujet en 1817 (2) est assurément l'un des

(1) Essay on the diseases of children, with cases and dissections. Essai III, on hydrocephalus acutus.

(2) Mémoire sur l'hydrencéphale ou céphalite interne hydrencéphalique, 1817.

plus savans que nous possédions; malheureusement l'auteur y a trop souvent confondu l'épanchement symptomatique de quelque lésion de la
substance cérébrale avec l'hydropisie proprement
dite du cerveau, et plusieurs des faits même qu'il
rapporte attestent cette confusion, qui embar-
rasse la marche de l'auteur.

M. Itard est auteur de l'article Hydrocéphale
aiguë du *Dictionnaire des sciences médicales;* c'est
un travail précis et substantiel, mais resserré
dans les étroites limites d'un dictionnaire. L'auteur y divise la maladie en deux espèces; l'une essentielle, et l'autre symptomatique. Quelques parties y sont traitées avec un soin particulier : telle
est, par exemple, celle qui a trait aux affections
qui peuvent simuler l'hydrocéphale aiguë. L'auteur est le premier qui ait proposé les bains de
vapeurs; l'expérience n'a pas confirmé jusqu'à
présent les éloges qu'il leur avait donnés.

L'année suivante, M. Brachet, de Lyon, publia un essai assez étendu sur l'hydrocéphale interne (1). Cet ouvrage, fait d'ailleurs avec soin,
ne contient aucun fait nouveau, quoique l'auteur
eût pu en recueillir plusieurs, puisqu'il assure
avoir traité treize malades (dont cinq ont été
guéris). Tout en reconnaissant que la dénomina-

____

(1) Essai sur l'hydrocéphalite ou hydropisie aiguë des
ventricules du cerveau, 1818.

tion d'hydrocéphale active est très-appropriée à cette maladie, M. Brachet propose néanmoins celle d'hydrocéphalite , comme plus courte et plus exacte; il pense en même temps que l'hydrocéphale aiguë a son siége dans les lymphatiques de l'arachnoïde , et que c'est une sorte de phlegmasie des vaisseaux blancs, qu'il distingue toutefois de la frénésie.

M. Matthey, de Genève, publia en 1820 un mémoire qui venait de remporter un prix proposé par l'académie de Dijon sur l'hydrocéphale (1). Il admet dans ce mémoire trois espèces d'hydrocéphale aiguë : 1° l'externe ou hydroméningite ; 2° l'interne très-aiguë ou hydropisie des ventricules ; 3° l'interne sub-aiguë. La première espèce est une inflammation dont l'épanchement est seulement un symptôme; la seconde est l'hydrocéphale interne aiguë proprement dite ; la troisième enfin n'est que la seconde, mais plus lente dans sa marche, et accompagnée d'un plus grand nombre de phénomènes sympathiques. Si les trois variétés d'hydrocéphale admises par M. Matthey ne sont pas rigoureusement dans la nature ; s'il est facile de les réduire aux deux premières , on ne peut nier en même temps que cet auteur

______

(1) Mémoire sur l'hydrocéphale (hydropisie du cerveau), qui a remporté le prix au jugement de l'académie de Dijon, le 4 juillet 1818.

n'ait fait une distinction utile entre l'hydropisie essentielle et celle qui n'est que le symptôme de l'inflammation des méninges, distinction que je considère comme très-importante pour éviter la confusion, et que j'avais faite moi-même, à peu près dans les mêmes termes, avant d'avoir connaissance du mémoire de M. Matthey. Ce mémoire contient un chapitre remarquable et neuf sur la nature des signes de l'hydrocéphale aiguë.

Dans la même année un élève interné de l'hôpital des enfans (1) composa une dissertation inaugurale sur le même sujet; il rapporta dans cette dissertation plusieurs faits recueillis dans l'hôpital le plus propre à observer l'hydrocéphale aiguë; il signala, comme je l'avais fait moi-même, des traces d'inflammation qu'il avait observées dans les cadavres. Toutefois il ne cessa pas de considérer cette maladie comme une hydropisie active, dans laquelle les traces d'inflammation n'étaient souvent qu'accessoires; aussi a-t-il a été accusé, ainsi que moi, mais sans plus de fondement, de rapporter tous les symptômes de l'hydrocéphale aiguë à la compression exercée par le liquide épanché. Or, il faut supposer dans des médecins un grand aveuglement d'esprit pour croire qu'ils puissent expliquer les symptômes d'une maladie qui, dans leur propre opinion, doit pro-

---

(1) M. Mittivié.

duire un épanchement par cet épanchement lui-même.

Plusieurs médecins français, marchant sur les traces de Withering, de Quin, de Beddoès, de Rush, de Grégory, avaient déjà, ainsi que nous l'avons dit, admis que dans beaucoup de cas l'épanchement était dans l'hydrocéphale le produit d'une phlegmasie, soit du cerveau, soit de ses membranes, sans pourtant nier que ce phénomène capital et caractéristique pût dépendre d'une autre cause. Un médecin de Paris, M. Piorry, crut pouvoir émettre une opinion plus décisive à cet égard, dans une brochure publiée sur ce sujet, en 1822 (1); il y regarde positivement l'hydrocéphale aiguë comme une inflammation des méninges; il rapporte quinze observations dont la plupart sont incomplètes et d'une brièveté extrême; il n'a pu ouvrir que deux cadavres dans lesquels il y avait des traces d'inflammation, mais presque point d'épanchement. Les descriptions des maladies observées par M. Piorry, soit faute de renseignemens, soit faute de méthode, sont presque toujours tronquées et ne ressemblent guère à celles que les médecins les plus judicieux ont tracées de

---

(1) De l'irritation encéphalique des enfans, ou considérations sur une maladie désignée successivement sous les noms de fièvre cérébrale, d'hydrocéphale aiguë, etc.

cette maladie. L'auteur a décrit plus ou moins exactement des irritations et des inflammations méningiennes, mais il a vu peu d'hydrocéphales aiguës ; il paraît s'être persuadé, ainsi que MM. Senn et Brachet, que cette maladie était beaucoup plus fréquente qu'elle ne l'est effectivement, ainsi que nous le verrons plus loin (1).

M. Senn a soutenu la même thèse que M. Piorry, dans une brochure imprimée en 1825 (2), mais en se plaçant sur un autre terrain et avec des moyens différens. Cet auteur a recueilli très-exactement des observations de méningites à l'hôpital des enfans où il était élève, et a supposé que ces méningites étaient autant d'hydrocéphales aiguës ; mais parmi les douze faits qu'il rapporte, à peine

---

(1) La brochure de M. Piorry rappelle un passage très-judicieux de M. Coindet. « Je serais porté à croire, dit cet auteur, que plusieurs des exemples de guérison cités n'étaient que des cas d'irritation du cerveau, ou d'autres dont la complication intéressait plus ou moins les ventricules, à en juger soit par la convalescence qui n'a été suivie d'aucun accident, soit par la nature du traitement : ceci diminue la confiance qu'on doit avoir dans la plupart des histoires publiées, et surtout dans les effets que les auteurs attribuent aux remèdes qu'ils ont employés, etc. » Mémoire sur l'hydrocéphale, page 170.

(2) Recherches anatomico-pathologiques sur la méningite aiguë des enfans, et ses principales complications.

en est-il deux ou trois qu'on peut avec fondement regarder comme des exemples de la maladie qui nous occupe, et encore s'y trouve-t-elle compliquée de quelques autres affections de l'encéphale. D'ailleurs cette maladie est certainement trop rare pour que l'auteur ait pu, en moins d'un an, en observer douze exemples dans le même établissement. D'un autre côté, dans les ouvertures de corps faites par M. Senn, il n'est fait mention que deux ou trois fois de sérosité épanchée dans les ventricules. Cependant, moi aussi j'ai soigné et ouvert un certain nombre d'enfans morts d'hydrocéphale aiguë, et j'affirme avoir constamment trouvé un épanchement assez considérable dans un ou plusieurs des ventricules de l'encéphale, lors même qu'il y avait des traces de méningite aiguë.

Un médecin de Vienne (Gœlis) a publié sur l'hydrocéphale aiguë un ouvrage qui a beaucoup de réputation en Allemagne. Ce médecin considère aussi la maladie en question comme une phlegmasie ; il apporte à l'appui de son opinion un bon nombre d'observations avec ouvertures cadavériques ; mais si Gœlis a trouvé dans son pays des admirateurs, il a aussi trouvé plus d'un contradicteur : nous citerons entre autres le docteur Pitschaft, de Heidelberg, qui a critiqué l'œuvre du médecin autrichien dans le *Journal* de Hufeland, et y a longuement réfuté ses opinions.

M. Guersent, auteur de l'article *Hydrocéphale*

aigue du Dictionnaire de Médecine (1), admet que dans la plupart des cas la maladie reconnaît pour cause l'inflammation des méninges, sans pourtant nier qu'il existe des hydrocéphales aiguës bien constatées, exemptes de toute inflammation. Placé avantageusement dans un hôpital consacré aux enfans malades, il n'a pu manquer de recueillir, sur la maladie qui nous occupe, des documens précieux dont il a enrichi son travail. M. Guersent traite successivement de la nature de la fièvre cérébrale, de ses signes, de ses caractères anatomiques, de ses causes, enfin de ses variétés et des divers moyens de traitement qui leur conviennent.

Un médecin de Lyon (M. Lévrat aîné) a publié cette année même (1828) une brochure, sous le titre d'*Aperçus théoriques et pratiques sur les causes, la nature et le traitement de l'hydrocéphale aiguë*. Une grande partie de cette brochure est consacrée à des faits ; nous croyons que ces faits seraient plus souvent accompagnés de l'ouverture cadavérique, s'ils avaient toujours pour objet l'hydrocéphale aiguë proprement dite.

---

(1) Dictionnaire de Médecine, par MM. Adelon, Béclard, Breschet, Chomel, Cloquet, etc., tom. 11, p. 302.

§ II.

Prédispositions, causes, fréquence de la maladie.

La plupart des auteurs ont remarqué que les enfans les plus disposés à contracter l'hydrocéphale aiguë ont une tête volumineuse, une intelligence précoce, une grande mobilité, une sensibilité excessive, et une singulière propension aux mouvemens irréguliers et spasmodiques. Une prédominance du système lymphatique, une diathèse scrofuleuse, ont aussi été considérées comme causes prédisposantes de cette maladie par Thomas Percival et quelques autres, tandis que Whytt, Odier, et plus récemment tous ceux qui la considèrent comme une phlegmasie, placent dans la même catégorie des conditions organiques entièrement opposées. Il faut ajouter à ce que nous venons de dire, que dans l'enfance (bien plus prédisposée à l'hydrocéphale aiguë que l'âge adulte) la tête est le centre d'une activité prodigieuse, d'un travail rendu plus pénible par la multitude des choses qu'on s'efforce de faire apprendre aux enfans; qu'enfin les deux dentitions sont aussi une cause puissante d'excitation et de souffrance qui réagit sur l'encéphale, et peut concourir à y entretenir un centre de fluxion sanguine ou séreuse.

S'il n'est pas entièrement démontré que les enfans héritent de leurs parens une prédisposition à la fièvre cérébrale, il est au moins bien constaté que plusieurs individus de la même famille, plusieurs frères ou sœurs y succombent, comme si cette communauté d'affections dépendait d'une cause identique dans différens individus. Odier, Matthey, Cheyne, Coindet, Brachet, etc. , ont été témoins des ravages exercés dans certaines familles par la maladie qui nous occupe. Armstrong dit avoir traité quatre frères de l'hydrocéphale aiguë, et Underwood vit succomber six frères à l'âge de deux ans.

M. Coindet et d'autres médecins de Genève ont fait dés recherches pour déterminer l'âge auquel on est le plus communément atteint d'hydrocéphale aiguë; et il résulte des tables de mortalité dressées dans cette ville pendant vingt ans, que c'est depuis la deuxième année jusqu'à la septième exclusivement que les enfans sont le plus exposés à cette cruelle affection. Les résultats obtenus par Thomas Percival, et les miens propres, sont entièrement conformes à ceux des médecins génévois. Les jeunes gens et les adultes ne sont pas sans doute exempts de l'hydrocéphale aiguë, ainsi qu'on l'avait cru d'abord, mais ils y sont incomparablement moins sujets que les enfans; les nouveau-nés peuvent aussi la contracter dans la première année de leur existence.

Les mêmes recherches ont prouvé que les deux

sexes sont atteints de la fièvre cérébrale dans des proportions égales, et que l'opinion de Cheyne et de Ludwig, sur la préférence que cette maladie affecterait pour les filles après la première enfance, n'est nullement fondée.

Des relevés statistiques ont constaté aussi une autre particularité sans doute plus curieuse qu'utile; savoir : que les mois de février, mars, avril et novembre sont, à Genève au moins, ceux dans lesquels l'hydrocéphale aiguë a été le plus souvent observée; ce qui est d'ailleurs tout-à-fait opposé à l'assertion des médecins qui ont avancé que les chaleurs de l'été favorisent singulièrement le développement de cette maladie.

Elle semble plus commune dans certaines contrées que dans d'autres; on l'observe fréquemment en Angleterre et en France : elle est également connue depuis assez long-temps en Saxe, comme le prouve l'écrit de Ludwig, publié en 1774. D'un autre côté, Camper en Hollande, et Tissot en Suisse, qui connaissaient fort bien l'hydrocéphale aiguë, assurent ne l'avoir jamais vue dans ces deux contrées, tandis qu'on la rencontre fréquemment à Genève, et qu'année commune il y meurt à peu près douze ou treize enfans de cette maladie. Willan assure qu'elle fut souvent observée pendant le printemps de 1800; d'un autre côté, Cheyne affirme qu'elle est plus commune dans l'été qu'en aucune autre saison.

Vieusseux a décrit une espèce de fièvre épidémique avec quelques symptômes cérébraux, qui régnait à Genève (1), et que des auteurs ont considérée comme une fièvre cérébrale épidémique ; mais il est évident que, d'après les faits recueillis par Vieusseux, il y a peu de rapports entre cette épidémie et l'hydropisie aiguë du cerveau. MM. Itard, Brachet et Matthey, qui ont aussi admis le caractère épidémique de cette maladie, ne nous paraissent pas s'être fondés sur des raisons très-solides.

Les causes *déterminantes ou efficientes* de l'hydrocéphale aiguë, qu'on a divisées en directes et en indirectes, en idiopathiques et en sympathiques, etc., sont beaucoup plus nombreuses, mais bien moins positives que celles qu'on appelle *prédisposantes,* quoiqu'il parût devoir en être tout autrement. La plupart des influences nuisibles qui nous viennent de l'extérieur ont été vaguement accusées de produire la fièvre cérébrale, comme elles l'ont été du reste d'occasioner la plupart des maladies (2). Dans le premier ordre de causes (les directes), les

______

(1) Journal de Méd., Chir. et Pharm., an 14.

(2) Un auteur, d'ailleurs très-recommandable, a donné un exemple de ce vague dans l'indication des causes de l'hydrocéphale aiguë, en accusant tout à la fois le froid et le chaud de produire cette affection.

auteurs se sont accordés à signaler les coups portés
sur la tête, les compressions, les chutes et les
commotions diverses auxquelles est fréquemment
exposée cette partie par l'incertitude de la marche
des enfans et le peu de solidité de leur base de sus-
tentation. L'excessive chaleur, surtout celle d'un
soleil ardent, peut causer l'hydrocéphale aiguë,
et principalement l'hydroméningite; mais je ne
peux pas accorder au froid la même influence
étiologique, comme l'ont fait plusieurs auteurs. Je
crois, au contraire, que l'impression du froid est
généralement préservative (1). Des praticiens ont
conseillé avec succès à des parens qui avaient perdu
plusieurs enfans de la fièvre cérébrale, de leur
tenir la tête habituellement découverte et continuellement exposée à l'influence des vicissitudes
atmosphériques. Les contentions d'esprit, les passions et autres affections de l'âme qui ont peu de
prise chez les enfans, peuvent avoir chez les adultes
des suites tout-à-fait opposées; et on les a, non
sans fondement, accusées de donner souvent lieu
aux épanchemens aigus du cerveau, de même
qu'on les croit propres à déterminer l'apoplexie
et les diverses méningites.

---

(1) Bien entendu qu'il ne s'agit point ici de très-jeunes
enfans qui sont peu familiarisés avec la température atmosphérique, ou de ceux qui auraient quelques excrétions
morbides à la tête.

Les causes indirectes de la fièvre cérébrale sont de plusieurs sortes : tantôt elles s'identifient avec les lésions de la masse encéphalique, comme M. Coindet en a donné des exemples ; d'autres fois elles sont le résultat d'une sympathie ou d'une communauté d'affections entre un organe éloigné et le cerveau, comme il arrive dans le cours des affections intestinales, vermineuses, à la suite des accidens de la dentition, de la coqueluche, etc.

Dans d'autres circonstances l'action de ces causes coïncide avec la disparition d'un exanthême, d'une excrétion habituelle ; on dit alors qu'il y a métastase, répercussion ou conversion de la première maladie en celle qui lui succède. L'expérience a prouvé que la scarlatine et la rougeole, lorsqu'elles n'avaient pas un cours régulier, produisaient souvent de cette manière l'hydrocéphale aiguë (1).

----

(1) Rien n'est plus commun que de voir l'éruption difficile, la marche irrégulière ou la rétropulsion de la variole, de la scarlatine, et de toutes les maladies exanthématiques, s'accompagner des affections cérébrales les plus terribles. Ces maladies éruptives sont, d'après Odier, une des causes les plus fréquentes de l'hydrocéphale aiguë, qu'il avait vue quatre fois succéder à la variole, à la rougeole ou à la scarlatine. Gardien assure aussi que la fièvre rouge est, plus que les autres exhantèmes, suivie de l'hydrocéphalite. Lettsom rapporte plusieurs cas d'hydrocéphale aiguë consécutive à la variole. C'est l'impression de

Sans qu'il y ait cessation ou déplacement d'une affection quelconque, antécédente à l'hydrocéphale aiguë, des auteurs ont prétendu que cette maladie pouvait résulter d'une sympathie entre divers viscères et l'encéphale. C'est ici qu'il convient d'examiner l'opinion de ceux qui ont considéré l'inflammation du tube digestif comme la cause et le point de départ de la fièvre cérébrale, et qui, dans notre opinion, ont pris une coïncidence d'effets pour une cause agissante et morbifique. M. Senn ayant approfondi ce point d'étiologie, nous croyons devoir citer en note le passage

---

l'air qui rend la scarlatine si fâcheuse, en la convertissant en anasarque, et quelquefois en hydrocéphale aiguë. Armstrong donne une observation d'hydrocéphalite dans un enfant du premier âge, qui reconnaissait pour cause une affection rentrée. L'observation de Neygenfind, médecin à Furtenstein, en Silésie, succéda à une éruption cutanée assez légère. Des faits semblables se présentent souvent ; et dernièrement le docteur Lusterbourg a vu la suppression d'une éruption miliaire causer une hydrocéphalite mortelle. C'est surtout à la tête chez les enfans que les répercussions sont plus susceptibles de produire la maladie. J'ai vu la fille de madame Ferlat, âgée de vingt mois, être en proie à une hydrocéphalite bien caractérisée, quelques jours après la disparition d'un suintement puriforme qui existait derrière les oreilles. M. Coindet a vu un écoulement purulent de l'intérieur de l'oreille se supprimer, et être suivi d'une hydrocéphale, etc. Brachet, *Essai sur l'hydrocéphalite*, pag. 55 et 56.

de sa dissertation qui s'y rapporte, sans adopter entièrement les assertions qui y sont émises (1).

Je ferai remarquer, au reste, en passant, que dans la plupart des cas où l'on suppose une *su-*

---

(1) « La gastro-entérite a été regardée comme étant la
» cause première de l'inflammation des membranes encé-
» phaliques et de l'encéphale, ou du moins comme la
» précédant sans cesse. Voyons-nous que les faits soient
» tous en rapport avec cette théorie ? Je ne le pense point.
» Je crois au contraire que les choses ne se passent pas tou-
» jours ainsi, et que les enfans qui présentent les premiers
» symptômes de l'inflammation des membranes encépha-
» liques peuvent se trouver dans des circonstances très-
» différentes. On pourrait même la rapporter à trois états
» particuliers. *Premier état.* Des enfans maladifs, valétu-
» dinaires, depuis assez long-temps affectés de maladies
» chroniques des poumons ou des intestins, dont les fonc-
» tions digestives ne sont point régulières, présentent sou-
» vent tous les symptômes de l'inflammation des membra-
» nes encéphaliques ; la maladie marche lentement, mais
» avec régularité, et amène la mort du douzième au quin-
» zième jour, quelquefois même plus tard. Pouvons-nous
» regarder alors la pneumonie chronique, l'entéro-colite
» comme cause de la dernière affection ? La chose est bien
» douteuse ; car, d'un côté, nous voyons beaucoup d'indivi-
» dus dans les mêmes circonstances succomber sans la pré-
» senter, et d'autres fois celle-ci survenir sans avoir été
» précédée d'aucune affection de ces organes. *Deuxième
» état.* Des enfans, habituellement bien portans et d'une
» bonne constitution, présentent, à l'occasion d'un écart
» ou d'une autre cause irritante de l'appareil digestif, tous

bordination d'affections il n'y a guère qu'une prédisposition ou un état morbide quelconque, qui rend l'individu plus apte à en contracter un autre. Ainsi on conçoit bien que les douleurs de la den-

---

» les symptômes de l'embarras gastrique ; l'état de la lan-
» gue, la sensibilité de l'épigastre, la soif vive, l'inappétence
» et la chaleur de la peau ne peuvent la faire méconnaître ;
» la maladie marche, la gastro-entérite se dessine ; mais
» bientôt les membranes encéphaliques se prennent, et don-
» nent lieu à de nouveaux symptômes qui attirent presque
» toute l'attention du médecin. Les malades ne tardent pas
» à succomber, et l'on trouve à l'examen des cadavres les
» traces évidentes d'une gastro-entérite et d'une ménin-
» gite *. Nul doute, dans ces cas-là, que l'estomac n'en soit
» le point de départ, que la gastro-entérite n'ait précédé,
» et que la seconde affection n'ait été due à la première ;
» qu'enfin la gastro-entérite ne puisse être regardée comme
» la cause déterminante de l'inflammation des membranes
» encéphaliques. *Troisième état.* Mais il arrive aussi qu'au
» milieu de la plus parfaite santé des enfans forts et vigoureux
» offrent subitement les symptômes du début de cette af-
» fection, et que les vomissemens bilieux (que l'on devrait
» nommer sympathiques) en imposent alors aux partisans de
» la gastro-entérite, qui devraient cependant reconnaître, à
» l'état naturel de la langue, à l'insensibilité de l'épigastre,
» à l'absence de la soif et autres symptômes gastriques, que
» l'estomac n'est pas le siége de l'affection principale ;
» qu'il n'est irrité, ainsi que le foie, que secondairement.
» En effet, la maladie marche ; l'enfant succombe en peu
» de jours, sans avoir présenté aucun symptôme du côté
» de l'estomac ; et à l'examen du cadavre on trouve cet

* Pour M. Senn, méningite est synonyme d'hydrocéphale aiguë.

tition rendent le cerveau plus susceptible, mais par cela même ne déterminent pas le développement d'une maladie. Si on analysait bien les prétendus cas de subordination morbide, on y verrait souvent que la rétrocession, accusée de produire des accidens, est elle-même le résultat de la même cause qui a produit le dérangement qu'on place sous sa dépendance.

Les cris répétés et habituels chez les enfans, l'abus du bercement, les quintes de toux, les accès de colère, les attaques d'épilepsie, etc., qui déterminent et entretiennent une congestion au cerveau, peuvent devenir cause déterminante et accessoire de la maladie qui nous occupe.

C'est moins par la sympathie, peut-être, que par les congestions céphaliques fréquemment répétées et inséparables de l'acte du vomissement, qu'il faut expliquer l'action des vomitifs souvent

---

» organe parfaitement sain, ainsi que les intestins. Je » persiste à croire que dans des cas semblables les vomisse- » mens bilieux de la première période ne sont qu'une » suite de la méningite; que c'est elle qui les provoque; » qu'on peut les comparer à la douleur susorbitaire que » l'on ressent au début de la gastro-entérite; douleur sur » laquelle on aurait autant de droit d'appeler l'attention, » et que l'on pourrait regarder aussi comme le point de » départ de la gastro-entérite, quoiqu'elle ne soit réelle- » ment que symptomatique. » Senn, *Recherches anatomico-pathologiques sur la méningite aiguë des enfans,* pages 117 et suivantes.

réitérés, qu'on a accusés, non sans fondement, de produire l'hydrocéphale aiguë. Quant aux purgatifs et autres excitans du tube digestif, qu'on a pareillement inscrits au nombre des causes productrices de la fièvre cérébrale, leurs effets dérivatifs, employés quelquefois dans le traitement de cette maladie, ne nous semblent pas, sous le rapport de l'étiologie, devoir être assimilés à ceux des émétiques, à moins qu'on invoque encore ici le secours des sympathies qui viennent à l'appui de toutes les explications, même les plus contradictoires.

Si l'inflammation spontanée ou accidentelle des organes éloignés de l'encéphale n'a qu'une influence douteuse sur le développement de la fièvre cérébrale, il n'en est point ainsi de celle des diverses parties de l'encéphale, dont l'irritation se communiquant facilement et par une sorte de contiguité aux membranes qui lui servent d'enveloppes, peut devenir par là une cause déterminante d'épanchement dans la cavité de l'arachnoïde. Les lésions organiques du même viscère, qui ne sont souvent qu'une phlegmasie dégénérée, causent aussi les mêmes effets. Les hydrocéphales aiguës, produites par ces sortes de causes, ont été qualifiées de symptomatiques ; mais il faut convenir que dans beaucoup de cas il est bien difficile de les distinguer de celles qu'on nomme idiopathiques.

L'examen des causes de l'hydrocéphale aiguë nous conduit à dire un mot de la fréquence de cette maladie. Je crois qu'on a singulièrement exagéré le nombre d'individus qui en sont véritablement atteints. Odier a donné le premier l'exemple de calculs à perte de vue qui ne reposent sur aucune base certaine. D'autres praticiens, soit erreur d'observation, soit désir de publier des observations remarquables, nous paraissent s'être fait illusion sur la nature de la maladie qu'ils ont qualifiée d'hydrocéphale aiguë. En comptant les faits rapportés par MM. Senn et Piorry, on voit que ces médecins, dans l'espace, l'un d'un an et l'autre d'environ deux ans, auraient observé l'un douze et l'autre quinze fièvres cérébrales ; or cela me semblerait difficile à croire, quand bien même toutes les observations recueillies par ces auteurs offriraient les caractères propres à la maladie dont il s'agit. J'en appelle à cet égard aux praticiens les plus répandus de la capitale. J'ajouterai que, bien que depuis assez long-temps je tienne mon attention fixée sur ce sujet, je suis loin d'avoir observé l'hydrocéphale aiguë dans de telles proportions. Je pense donc que M. Brachet a été induit en erreur, lorsqu'il a dit que l'hydrocéphale aiguë était trois fois plus commune que le croup.

§ III.

De la nature et du siége de la maladie

Robert Whytt, le premier qui ait publié un travail régulier sur l'hydrocéphale aiguë, l'attribuait à un défaut d'équilibre entre les exhalans artériels et les veines absorbantes; il croyait que les uns versaient trop de liquide dans les cavités cérébrales, et que les autres en absorbaient trop peu; il rapportait d'ailleurs la cause de cette inégalité d'action organique entre deux systèmes qui jouent un si grand rôle dans l'économie animale, tantôt à un relâchement primitif, à une faiblesse des exhalans, tantôt à une lésion compressive ou désorganisatrice; d'autres fois enfin, à un engorgement squirrheux de quelques parties du cerveau et en particulier de la glande pituitaire, comme l'avait déjà alors pensé J.-L. Petit. Fothergill croyait que l'épanchement s'effectuait chez les enfans hydrocéphaliques par suite de la rupture des vaisseaux lymphatiques; il ne considérait pas d'ailleurs, ainsi que l'ont mal à propos écrit quelques auteurs, la fièvre cérébrale comme sympathique et dépendant de l'irritation produite par les vers intestinaux; il remarqua seulement le premier que les affections vermineuses simulaient, à s'y méprendre, l'hydrocéphale aïguë. D'autres, tels que Carmichael Smith, Ludwig, etc., ont accusé l'état trop aqueux du sang de produire cette maladie. Cullen l'assimilait à l'apoplexie, et par conséquent la faisait consister dans une congestion rapide de sérosité dans les cavités encéphaliques. Elle a été aussi placée au rang des fièvres dites essentielles par Macbride, Hecker, Gardien, mais nullement par Pinel, ainsi qu'on l'a avancé dans un ouvrage publié à Genève, puisque ce médecin célèbre l'a rangée parmi les hydropisies, et l'a décrite dans la cinquième classe de sa nosographie. (Lésions organiques.)

Quin, à ce qu'il paraît, a été le premier à considérer l'hydrocéphale aiguë comme une phlegmasie provenant d'une accumulation morbide du sang dans les vaisseaux du cerveau ; Withering, Rush, Baumes, etc., ont adopté cette opinion, en la modifiant de diverses manières. Ainsi que nous l'avons déjà fait remarquer dans le paragraphe précédent, elle a été quelque temps oubliée, et on en était généralement revenu à celle de Whytt sur la nature de la fièvre cérébrale des enfans, lorsque la doctrine de M. Broussais succéda à celle de Pinel ; dès-lors commença une suite de tentatives, de recherches cliniques pour établir que cette maladie n'était qu'une phlegmasie du cerveau ou de ses membranes. MM. Coindet et Matthey, de Genève ; Brachet, de Lyon ; Senn et Piorry, à Paris ; Gœlis, à Vienne ; sont les principaux auteurs qui ont soutenu cette thèse d'une manière plus ou moins exclusive; nous allons l'examiner en la combattant sous plusieurs rapports.

Le siége de l'hydrocéphale aiguë ne peut être douteux : il est dans la membrane séreuse qui tapisse les ventricules du cerveau et qui enveloppe tout ce viscère; il réside aussi, en certains cas, dans le tissu cellulaire sous-arachnoïdien, comme l'a pensé M. Breschet (1). Jusqu'à quel point l'affection de la pulpe cérébrale subjacente peut-elle contribuer à produire la maladie qui nous occupe, ou simplement les symptômes de sa première période? J'avoue que je l'ignore. Je sais bien que des auteurs, en particulier M. Coindet, ont mis sans difficulté les lésions organiques de la substance cérébrale au nombre des causes immédiates qui produisent la fièvre cérébrale; mais je crois que l'épanchement qu'ils ont eu en vue, et qui faisait partie intégrante des cas par eux observés, n'était que symptomatique; que la maladie, qu'ils ont ainsi confondue avec l'hydrocéphale aigüe en est très-distincte, et doit être rapportée à la céphalite. M. Cruveilhier, qui, comme on sait, est un observateur exact, avait d'abord cru, comme M. Coindet, « que l'altération de la substance cérébrale, qui avoisine la séreuse ventriculaire, était la lésion essentielle, et que l'épanchement n'était qu'un effet de l'irrita-

____

(1) Journal général de Médecine, tome 50.

tion qui se propageait à cette membrane ; mais ayant eu, dit-il, occasion de voir des épanche-mens sans altération des couches cérébrales adja-centes, j'ai été forcé de reconnaître que la maladie cérébrale des enfans (c'est ainsi qu'il appelle l'hy-drocéphale aiguë) *consiste essentiellement* dans une hydropisie aiguë des ventricules, et que le ra-mollissement de la substance cérébrale est toujours consécutif... » L'auteur ajoute un peu plus loin : « La physiologie pathologique de cette maladie découle toute entière du rapprochement de ses symptômes : par l'effet de l'insolation, des coups à la tête, etc., une irritation est fixée sur la mem-brane séreuse ventriculaire. Pourquoi cette por-tion d'arachnoïde plutôt qu'une autre ? Pourquoi l'arachnoïde plutôt que le cerveau ?.... La grande susceptibilité des membranes séreuses en général, et de celle – ci en particulier, pourra peut – être l'expliquer. » *Médecine pratique éclairée par l'ana-tomie et la physiologie pathologiques*, par J. Cru-veilhier.

Les parties lésées dans l'arachnoïde, ou le tissu cellulaire sous-jacent, ne peuvent être autres que les vaisseaux blancs, ceux qui exhalent d'une part la sérosité, et de l'autre la repompent. La lésion de ces vaisseaux est une irritation ou une excitation spéciale de la nature de celles qui cons-tituent les hydropisies actives ; excitation qui a certainement des rapports avec l'inflammation, mais qui n'est pas identique avec elle. Sans doute il arrive souvent que l'état phlegmasique complique celui qui nous occupe ; c'est alors que ces deux états morbides produisent ensemble ce que nous appelons *hydroméningite,* d'après M. Matthey. Nous reconnaissons donc deux variétés d'hydrocéphale aiguë : l'une simple, essentielle, idiopatique, et l'autre compliquée, comme on distingue deux sortes d'ascite, deux espèces d'hémoptisie, etc. Ces deux variétés ont une marche et des symptômes propres, comme nous le verrons lorsque nous tracerons la description générale de la maladie. Cette théorie a de l'analogie avec celle de Whytt ; c'est d'ailleurs la même que j'avais émise, en d'autres termes, dans ma *Dissertation inaugurale ;* par conséquent j'ignore pourquoi un auteur, que j'ai déjà cité, dit dans son ouvrage que j'attribuais tous les phénomènes de l'hydrocépale aiguë à l'épanchement, que véritablement j'ai toujours considéré, et que je considère encore comme le résultat d'une excitation spéciale des organes exhalans. Comment d'ailleurs cet auteur n'a-t-il pas réfléchi que les symptômes produits par l'épanchement diffèrent notablement de ceux du commencement de la maladie, et qu'en les attribuant tous à cet épanchement, c'était prendre la fièvre cérébrale à la moitié ou aux trois quarts de son cours?

Mais, en reconnaissant que l'épanchement est secondaire, je ne l'en tiens pas moins pour cause des plus notables accidens de la fièvre cérébrale, à dater de la seconde période ; et par conséquent je suis fondé à dire que c'est un des caractères principaux de la maladie. L'irritation, en effet, ne subsiste qu'un moment, mais l'épanchement produit de graves désordres jusqu'à la fin ; sa plus ou moins grande quantité fait varier les chances de salut pour le malade ; s'il est résorbé, le malade guérit ; s'il ne l'est pas, au contraire, la mort est imminente. Je le demande ici à tout médecin de bonne foi, l'épanchement ne joue-t-il pas un grand rôle dans l'apoplexie? et parce qu'il est le résultat d'une cause quelconque, faut-il le reléguer parmi les phénomènes accessoires et insignifians de la maladie ?

On s'est appuyé, pour réfuter la théorie dont il s'agit, sur les traces d'inflammation qu'on trouve dans les cadavres des enfans morts d'hydrocéphale aiguë, et notamment sur celles que j'avais moi-même observées. Je dirai d'abord que les traces de phlegmasies sont généralement fort légères, et nullement en rapport avec la gravité de l'affection à laquelle on les rattache (1) ; qu'en second lieu,

---

(1) Qui croira, en effet, qu'un épanchement des cavités de l'encéphale est produit par une plaque enflammée de quelques lignes de large, située à la base du crâne ; tandis qu'on peut plus naturellement s'en rendre raison par l'irritation de l'arachnoïde, ou celle du tissu cellulaire sous-arachnoïdien, qui entoure de toutes parts les cavités du cerveau ?

elles constituent, quand elles sont assez considérables, l'espèce compliquée décrite dans cet ouvrage sous le nom d'*hydroméningite*. Enfin il est
certain qu'on ouvre des individus morts de la fièvre
cérébrale, chez lesquels on ne trouve nul vestige d'inflammation (Voyez les observations V,
VII, VIII, XX, XXI, XXV), mais une assez
grande quantité de sérosité limpide qui témoigne
de l'activité morbide des organes exhalans de l'a-
rachnoïde ventriculaire (1). A des faits si pé-
remptoires on oppose, il est vrai, qu'une inflammation peut avoir existé pendant la vie, et ne laisser aucune trace après la mort, par suite de la décoloration des tissus qui en étaient affectés ; mais
dire qu'il a existé une inflammation dans une
partie parce que dans une autre circonstance cette
inflammation a probablement disparu d'une partie
semblable, c'est appuyer un raisonnement sur
une analogie, qui n'a elle-même pour base qu'une
probabilité ; c'est pis encore : c'est invoquer un
fait négatif à l'appui d'une vérité fondamentale de
pathologie. Au reste, cette assertion, à laquelle
Bichat avait donné la sanction de sa grande re-
nommée, est fausse dans beaucoup de circons-

---

(1) Dans le plus grand nombre des cas on ne trouve aucune altération quelconque, ni dans les parois des ventricules, ni dans l'arachnoïde ; seulement ces cavités sont
dilatées par le volume de l'eau épanchée. (Coindet,
page 42, ouvrage cité.)

tances , et nullement applicable dans le cas dont il s'agit : pour s'en convaincre, il suffit de consulter les expériences faites par M. Scoutetten (1), desquelles il résulte que la décoloration des parties enflammées ne s'effectue après la mort que dans les tissus extérieurs et point du tout dans les organes intérieurs, où l'air n'a point d'accès, et où la pression atmosphérique, cause probable de la décoloration, ne peut évidemment s'exercer.

Je pourrais encore, pour fortifier mon opinion sur la nature de l'hydrocéphale aiguë, ajouter que la méthode antiphlogistique ne compte aucun succès décisif; que les observations de ceux qui l'ont exclusivement employée sont de véritables extraits mortuaires. A voir tous ces efforts, toute cette polémique pour mettre la fièvre cérébrale au nombre des phlegmasies, on dirait qu'il y a une sorte d'absurdité à admettre l'existence d'une hydropisie de l'arachnoïde, et même peut-être à croire à l'existence des hydropisies sans inflammation comme maladies essentielles. Cependant nous ne croyons pas que tout médecin sensé puisse en contester l'existence et se dispenser de poser des limites entre les phlegmasies et les hydropisies ; or, on a supposé pour ces dernières qu'elles étaient le produit d'une irritation spéciale qui avait des rapports avec l'irritation inflammatoire, mais qui néanmoins en différait sur plusieurs

____

(1) Archives générales de médecine ; décembre 1823.

points. Un homme devient hydropique (ascitique
par exemple) , son ventre est gonflé , on y sent de
la fluctuation ; il n'y a ni douleur ni fièvre , etc.
Le malade guérit par l'usage de quelques boissons
diurétiques, ou même sans le concours d'aucun
moyen curatif, dira-t-on que cet homme a eu une
phlegmasie ? Ainsi il y a donc nécessité de distinguer l'état qui précède , d'avec celui d'un homme
qui aurait un épanchement abdominal par suite
d'une péritonite , d'une entérite ou d'une hépatite.
Il importe donc de ne pas confondre légèrement
les maladies qui ont leur siége dans les mêmes
cavités , encore qu'elles aient quelque ressemblance. Comme nous ne voulons dissimuler aucune objection , nous allons examiner encore l'une
des plus spécieuses qu'on ait faite à la théorie qui
nous occupe. Quelque aiguë que soit une hydropisie, a-t-on dit , jamais elle ne se manifeste par un
état fébrile aussi intense que celui qui accompagne
la fièvre cérébrale , et par un appareil aussi grave
de symptômes ; sa marche est plus lente. Ajoutons que la gravité des affections des membranes
séreuses ne dépend pas seulement de leur nature,
mais encore des organes sur lesquels elles sont
appliquées : d'où il suit nécessairement que leurs
lésions diffèrent suivant les organes dont elles dépendent. Ainsi , par exemple , personne ne peut
douter que l'hydrothorax ne se manifeste par des
symptômes plus graves et plus alarmans que l'ascite ; parce que, d'une part, la lésion de la plèvre,

dans ce cas, trouble la circulation et la respiration ; que, d'une autre, les parois thoraciques n'étant susceptibles que d'une extension limitée offrent une résistance au fluide accumulé, qui réagit bientôt sur le poumon et le cœur : d'où l'impossibilité de respirer, les syncopes, deux symptômes qui déterminent souvent la mort. Les épanchemens abdominaux ne produisent pas des symptômes si alarmans et si promptement mortels, parce que l'extension graduelle des parois de cette cavité laisse assez d'espace pour que les viscères gastriques exercent leurs fonctions pendant très long-temps, lors même que la maladie doit avoir une issue funeste.

S'il est incontestable, d'après ce que je viens de dire, que l'hydrothorax est caractérisé par des symptômes plus graves et plus promptement mortels que l'ascite, ne peut-on pas en conclure que l'hydropisie aiguë du cerveau se manifestera par des symptômes plus alarmans encore, et aura des suites plus funestes que l'hydrothorax? En effet, l'organe encéphalique jouissant d'une sensibilité bien plus grande que les organes thoraciques, ses lésions sont bien plus dangereuses. De plus, la boîte osseuse dans laquelle il est contenu n'est susceptible d'aucune extension quand il est comprimé par le fluide accumulé dans les ventricules. Certes, personne ne doute que la méningite ne soit plus grave que la pleurésie, et qu'elle ne produise dans l'économie un dé-

sordre bien plus constamment suivi de la mort.
Est-il donc impossible, d'après ces considérations, que la lésion de l'arachnoïde, qui donne
lieu à l'hydropisie aiguë du cerveau, soit accompagnée de symptômes nerveux et de l'état fébrile
très intense qui s'y manifestent? Je crois devoir
ajouter, par rapport à l'état fébrile, que cet état se
développe avec une grande facilité dans presque
toutes les maladies des enfans ; que la moindre
perturbation produit chez eux une fièvre vive, du
délire, des soubresauts dans les tendons, etc. Ensuite, quoiqu'il soi vrai de dire que la fièvre est
très aiguë dans une période déjà avancée de la maladie, il est certain d'un autre côté qu'elle manque
presque toujours au début, comme l'a observé
M. Henne, professeur à Kœnigsberg (1), qui pense
d'ailleurs comme nous qu'il existe une hydropisie
idiopathique du cerveau sans inflammation ; que
cette fièvre, au lieu d'aller en croissant comme il
arrive dans les phlegmasies, diminue au contraire,
puisque les pulsations artérielles deviennent plus
lentes au commencement de la seconde période
de l'hydrocéphale aiguë (2).

---

(1) Journal de médecine et de chirurgie-pratique, par
Hufeland et Harles; juin 1816.

(2) Nous ajouterons, par rapport à la fréquence du pouls
dans l'hydrocéphale aiguë, qu'elle peut être en partie le
résultat de l'influence des nerfs cérébraux (irrités et com-
primés à leur origine) qui vont s'anastomoser avec les
nerfs cardiaques.

Enfin , comme dans toutes les questions de science il faut interroger les faits, j'en pourrais citer un grand nombre qui n'ont offert aucune trace de phlegmasie. J'en ai rapporté plusieurs. (*Voy.* les observ. V, VII , VIII , XX , XXI , XXV.)

On doit rapprocher de ceux-ci toutes les observations de congestions séreuses rapides nommées hydrocéphales apoplectiques , admises par ceux-là mêmes qui regardent la fièvre cérébrale comme une phlegmasie.

Des auteurs auxquels les idées d'excitation et d'irritation paraissaient vagues et insuffisantes ont assigné à l'hydropisie aiguë du cerveau une cause préexistante à l'épanchement, plus matérielle et plus facilement appréciable. Les uns se sont bornés à l'énoncer sans la définir , tandis que les autres en ont fait une application plus spéciale. Ainsi Cheyne admet une altération pathologique préexistante. Il croit qu'un état maladif actif doit précéder l'épanchement ; qu'il doit y avoir quelque changement antérieur à l'accumulation morbide du sang, auquel il fait jouer un rôle particulier ; il pense en outre que le mot inflammation n'est pas propre à donner une idée exacte du mode d'altération particulière à l'hydrocéphale aiguë. Il paraît évident, dit M. Guersent, que dans certains cas il y a dans la fièvre cérébrale une lésion plus ou moins profonde des fonctions du cerveau et des méninges , très-voisine de l'état de phlegmasie , et qui devient alors la véritable cause efficiente. Pour quelques médecins, cette lésion n'est autre chose qu'un engorgement sanguin ou bien une congestion veineuse. Cette idée se rattache manifestement à la théorie des fonctions absorbantes du système veineux, et à l'opinion de ceux qui ont mis l'engorgement et l'oblitération des veines au nombre des causes de l'hydropisie : elle mérite sans doute une attention particulière. Plusieurs faits recueillis par Morgagni, Lower, Haller, et récemment par M. Bouillaud, attestent en effet que les causes qui mettent obstacle à la circulation veineuse ou la suppriment totalement, déterminent des épanchemens séreux dans les tissus cellulaires et les cavités splanchniques. On a voulu en outre corroborer ces faits par des expériences faites sur les animaux vivans. Lower, par exemple, rapporte, dans son *Traité du cœur*, qu'il détermina sur un chien le développement d'une ascite, en liant dans la poitrine la veine cave près de son embouchure dans l'oreillette droite ; d'autres, au rapport de Haller, ont produit l'apoplexie séreuse en faisant la ligature des veines jugulaires, etc. Mais je dois dire ici qu'ayant répété les expériences dont il s'agit, et en ayant fait beaucoup d'autres analogues conjointement avec mon ami, M. Rayer (1), nous

____

(1) Voyez l'article *Hydropisie* du Dictionnaire de médecine, tome II, page 429.

n'avons jamais réussi à produire d'autre épanchement séreux qu'une légère infiltration cellulaire ,
quoique nous ayons procédé dans nos expériences
avec beaucoup de soin, et que nous ayons laissé
plusieurs jours d'intervalle entre l'époque de l'expérience et la mort des lapins qui nous avaient
servi à les faire.

Ce résultat ne peut au reste invalider les faits
dont nous avons parlé ; mais, en leur accordant
toute l'exactitude désirable , comment les appliquer à la maladie qui nous occupe? D'où faire
dériver la cause qui détermine chez l'enfant la
stase du sang veineux ou en interrompt le cours?
En vain viendra-t-on nous dire qu'on trouve les
sinus et les veines cérébrales engorgés chez les
enfans morts d'hydrocéphale aiguë ; nous répondrons que cet engorgement est le plus souvent le
résultat de l'agonie. Dans la supposition où cette
agonie peut augmenter un peu l'épanchement ,
comme l'ont prétendu Haller et Morgagni , on n'en
doit pas conclure qu'il en est la cause unique et
déterminante. Combien de fois ne rencontre-t-on
pas cet engorgement du système veineux cérébral,
sans qu'il soit accompagné d'aucun épanchement
séreux (1) ! Si l'on ne reconnaît pas à cet engorgement de cause matérielle, il est le résultat d'une

---

(1) Depuis que j'ai écrit ce passage, j'ai relu avec attention tout ce que Morgagni a écrit sur les maladies de la

lésion inconnue qui nous laisse dans le doute, et ne fait que reculer la difficulté sans en donner l'explication.

Si notre théorie de la fièvre cérébrale compte des opposans à la tête desquels on peut placer M. Gœlis, médecin de l'hôpital des orphelins de Vienne, nous pouvons leur opposer M. Jadelot, médecin de l'hôpital des enfans à Paris; Cheyne, qui a publié un ouvrage remarquable sur l'hydro-céphale aiguë, en Angleterre; Henne, à Kœnigsberg. Nous dirons enfin que quelques médecins très-recommandables, comme M. Guersent, collégue de M. Jadelot, adoptent en quelque sorte une opi-nion mixte, qui n'exclut ni la théorie de nos ad-versaires ni la nôtre.

Nous avons déjà parlé, en traitant des causes de la maladie, d'une théorie éphémère et morte en naissant qui consistait à placer le siége et la cause de la fièvre cérébrale dans le canal intestinal : cette opinion n'est pas moins absurde que celle qui avait pour objet de mettre le siége de l'apo-plexie dans l'estomac. Toutes les idées sur les points de départ dans les maladies ont acquis pendant quelque temps une vogue qui ne reposait que sur l'interprétation hasardée de phénomènes

---

tête, dans son ouvrage *de sedibus et causis morborum*, et je dois convenir que j'ai été frappé de la fréquence de cette coïncidence de l'engorgement sanguin des vaisseaux cé-rébraux avec l'épanchement séreux, soit *ventriculaire*, soit simplement *sous-arachnoidien*.

de peu d'importance : ces idées ne sont ni plus ou moins absurdes que les théories humorales qui consistaient à faire voyager les humeurs dans l'économie animale, et qu'on a tournées en ridicule depuis trente ans.

Nous dirons, en terminant, un mot sur une autre opinion particulière, sinon absolument nouvelle, émise sur la nature de la fièvre cérébrale par MM. Hipp. Cloquet et Mareschal de Nantes : ces deux médecins, frappés de la périodicité qu'affectaient les redoublemens, dans certains cas de maladies considérées par eux comme hydrocéphales aiguës, eurent recours au quinquina, et ce moyen (à la vérité employé après beaucoup d'autres) leur réussit chez trois malades, dont ils ont consigné l'histoire dans le *Nouveau Journal de médecine, chirurgie et pharmacie,* tomes I et IV (1818 et 1819). Ils crurent pouvoir conclure prématurément de ces premiers essais, que la maladie dont il s'agit était une fièvre rémittente pernicieuse, qu'on devait combattre par le spécifique des fièvres périodiques. Cette opinion n'a été, que je sache, adoptée par aucun des médecins qui ont écrit sur l'hydrocéphale aiguë ; et le quinquina, comme nous le verrons plus bas, est loin d'avoir justifié dans diverses circonstances les éloges qu'on lui avait donnés.

§ IV.

Invasion, marche, pronostic et terminaisons de l'Hydrocéphale aiguë.

UNE inappétence marquée, du malaise, de la céphalalgie, des nausées, et même des vomissemens, sont, au milieu de mille exceptions et d'irrégularités, les premiers indices de la maladie dont il s'agit. Il est rare qu'il y ait de la fièvre à l'invasion, quoi qu'en ait dit Whytt ; le professeur Henne, de Kœnigsberg, assure même qu'il n'y en a pas du tout pendant les premiers jours. Les auteurs ont singulièrement varié sur le temps de la période d'incubation de l'hydrocéphale aiguë. Whytt pensait que cette incubation durait plusieurs mois ; Fottergill la limitait à quatre ou cinq jours : l'expérience a prouvé que quelquefois cette affection débutait brusquement par une insupportable céphalalgie ou des mouvemens convulsifs, et parcourait toutes ses périodes dans un espace de temps bien moins long que celui qu'on assignait à son incubation. Enfin, il est des cas d'exception dans lesquels l'invasion, la marche et la terminaison, sont en quelque sorte confondues dans un cours rapide et presque toujours alors funeste (un espace de douze, vingt - quatre ou trente-six heures).

La fièvre cérébrale est une maladie essentiellement exacerbante, qu'on me passe cette expression ; son cours journalier est marqué par plusieurs exacerbations avec fréquence redoublée du
pouls, alternative de rougeur, de chaleur de la face,
d'assoupissement et d'excitation cérébrale, etc. ;
quelquefois même l'absence momentanée de la
fièvre et le frisson, venant se joindre à ces accidens,
donnent à cette maladie l'aspect d'une fièvre rémittente, ainsi que l'ont observé MM. Cloquet et
Mareschal, déjà cités, et avant eux André de
Saint-Clair.

Les trois périodes assignées à l'hydrocéphale
aiguë par Robert Whytt, et fondées sur les variations du pouls, ont été admises par la plupart
des auteurs plutôt comme un moyen de mettre de
l'ordre dans le tableau des nombreux symptômes
de cette affection, que comme l'expression cons-
tante de la marche de la nature. Odier, de Genève,
avait déjà remarqué que la marche de l'hydrocéphale aiguë n'était pas toujours régulière, et
qu'elle n'avait pas toujours trois périodes. Formey,
autre médecin de Genève, dit positivement que
la division de l'hydropisie du cerveau en trois périodes, ne présente aucune utilité (1), ne conduit
point au but qu'on doit se proposer. Un auteur
plus récent (Cheyne) a aussi regardé comme

---

(1) Annales de médecine d'Altembourg ; 1810.

artificiels les divers stades admis par Whytt, et a cru devoir proposer une division plus physiologique et plus médicale (1), mais tout aussi défectueuse. M. Itard, dans son article *Hydrocéphale aiguë* du Dictionnaire des sciences médicales, admet deux états très-distincts, celui de l'irritation encéphalique et celui de la compression (2). Le premier, selon l'auteur, est caractérisé par la céphalalgie, le vomissement, l'agitation, le délire, un état fébrile plus ou moins prononcé, la sensibilité de la rétine, etc.; le second par le strabisme, l'assoupissement, la dilatation ou l'oscillation convulsive de l'iris, la paralysie, etc.

Admettre des périodes fixes et déterminées dans la description des maladies, c'est vouloir à tort les tailler toutes sur un même patron, puisqu'elles se reproduisent presque toujours dans leurs formes avec des irrégularités et des anomalies; c'est se conformer à l'esprit scolastique et symétrique qui fait de l'effet dans un livre, qui séduit l'élève, mais qui n'est presque jamais conforme aux résultats constans de l'observation. Il résulte de là que cette ma-

---

(1) Il admet trois temps : 1° celui d'exaltation ; 2° celui de torpeur ; 3° celui de résolution (de convulsion et de paralysie).

(2) Je pourrais, sans paraître trop susceptible, revendiquer cette distinction analytique qui se trouve formellement indiquée à la page 16 de ma thèse.

nière de procéder est arbitraire, qu'elle n'a aucune base fixe, et que les phénomènes qui la caractérisent n'ont eux-mêmes aucune fixité. Si un fait la confirme, un autre peut l'infirmer ; en sorte que l'esprit du lecteur tombe dans le doute aussitôt qu'il veut faire l'application de ses lectures au lit du malade. Cela nous détermine à n'admettre aucune distinction de périodes dans l'hydrocéphale aiguë ; nous exposerons les symptômes de cette maladie dans l'ordre qu'ils se présentent le plus communément à l'observateur. Nous nous bornerons à signaler les irrégularités afin de ne pas induire le praticien en erreur ; et nous éviterons ainsi de surcharger sa mémoire de détails inutiles et fautifs qui ne se présentent pas constamment dans l'ordre qu'on leur assigne.

Cette opinion, je me hâte de le dire, est totalement différente de celle que j'ai émise en 1820, sur le même sujet, dans le *Journal complémentaire du Dictionnaire des ciences médicales* (1). Huit années d'expérience m'ayant fait changer d'avis, je n'ai pas dû reculer devant cette contradiction apparente que le temps explique suffisamment.

La durée de l'hydrocéphale aiguë est tout aussi variable que sa marche, divisée par temps et pé-

---

(1) Mémoire sur l'hydrocéphale interne ou hydropisie aiguë du cerveau ; tom. 5, 6 et 7.

riodes. S'il est vrai que cette maladie se termine communément entre le deuxième et le troisième septenaire, ainsi que cela résulte des tableaux faits par Percival, Bidault de Viliers, et les miens propres, souvent elle se prolonge au-delà ; d'un autre côté, quelquefois aussi elle est mortelle en peu de jours. J'ai soigné un enfant qui en périt dans l'espace de soixante-douze heures. Dans l'observation curieuse de M. Breschet, que nous avons rapportée (*Observ.* VIII), le malade succomba au bout de quarante heures. D'autres médecins disent avoir observé des fièvres cérébrales qui n'ont eu que trente-six et même vingt-quatre heures de durée. Quand la maladie passe à l'état chronique, ce qui est très-rare, son cours est indéterminé.

La durée de l'espèce d'hydrocéphale aiguë que nous appelons avec M. Matthey hydroméningite, est plus courte que celle qui n'est pas compliquée d'inflammation ; sa marche est aussi plus orageuse, comme nous le verrons.

Les premiers auteurs qui ont décrit cette maladie, ne paraissent l'avoir observée qu'à une période avancée ou sous ses formes les plus graves, puisqu'ils l'ont unanimement regardée comme incurable. Vhytt, Fothergill, Vattson, Huck, déclarent ne l'avoir jamais guérie ; Borsieri et Ludwig ne furent pas plus heureux (1) ; mais ceux

______

(1) Omnes conveniunt in eo, fatalem semper fuisse mor-

4*

qui les suivirent dans la même carrière obtinrent des résultats plus satisfaisans. Odier, en avouant l'extrême gravité de l'hydrocéphale aiguë, et reconnaissant qu'il s'était trompé en accordant des chances de salut au quart des malades, dit néanmoins qu'on peut en guérir quelques-uns (un sur trente). Lettsom émit à peu près la même opinion ; mais William annonça bientôt des résultats plus heureux, en publiant avoir guéri trois malades sur huit, et Thomas Percival onze sur vingt-six. John Waren, à la vérité, contesta un aussi grand nombre de cures (obtenues par

---

bum ; ex viginti quippè nullum sanatum vidit Whyttius, nullum Fothergillius, nullum Huckius aut Wattson, sanitatem igitur nullum recuperasse omnes uno adfirmant ore. *Camper Mém. de la Société royale de Méd.*, pages 60, 1785. In ea autem hydrocephali interni specie, quam acutam et vehementem vocavi, nullam artem efficacem, auxilium quidquam profuisse, experientiâ didici ; nihil, etsi febris vehemens, et capitis dolor urgerit, solatio fuere sanguinis missiones, hirudinum cucurbitarum, aut cantharidum applicatio, balnea, fotus, epispastica pedum plantis admota aliisve partibus, aut alia cujusve facultatis. *Burserius med. prat.*, vol. iii, page 5.. . .. . Ea enim est ejus morbi natura, ut ad hunc usque diem nemo medicorum, ullo adhibito remedio, se eum confirmatum sanasse gloriari posset ; vehementer enim errabit qui eum morbum a verminibus vel dentitione oriri putat eum sanari adhuc et vinci posse, sibi aliis persuadebit. *Ludwig, de hydrope cerebri puerorum.*

l'emploi du mercure), et donnant peut-être dans une autre exagération, les réduisit à *zéro*. Des auteurs postérieurs, et par conséquent plus éclairés sur la nature de la maladie, ont cru devoir porter le nombre des guéris au tiers et au quart des malades qu'ils avaient soignés. Cheyne, Bidault de Viliers, MM. Brachet, Itard et Bouvier sont de ce nombre. Nous réduirons encore ces proportions au quart ou au cinquième ; et nous sommes fermement convaincus que ceux qui publient des succès beaucoup plus nombreux commettent des erreurs de diagnostic au profit de leur amour-propre (1).

Du reste, ici comme dans beaucoup d'autres circonstances, le pronostic qu'on doit porter varie suivant une multitude de cas, et se trouve naturellement subordonné à la nature des causes, à la constitution du sujet, au cours plus ou moins rapide de la maladie. Tant que l'hydrocéphale n'offre aucun des symptômes produits par l'épanchement, on ne doit pas désespérer du salut du malade ; quand, au contraire, l'assoupissement continu dénote cet épanchement, la vie est en danger ; et les guérisons surprenantes citées par Baumes, Armstrong sont de rares et heureuses exceptions. Les fièvres cérébrales qui succèdent à certaines épi-

---

(1) Cette proportion est encore trop forte pour les hôpitaux consacrés aux enfans ; on en devine la raison.

démies de rougeole ou de scarlatine , ou qui sont liées à l'existence de ces mêmes épidémies , sont moins à craindre que celles qu'on appelle *idiopathiques*. La maladie est aussi beaucoup plus dangereuse chez les jeunes gens et les adultes que chez les enfans. Ce pronostic varie aussi eu égard aux variétés : ainsi l'hydroméningite est plus redoutable que l'hydropisie simple des ventricules cérébraux.

L'hydrocéphale aiguë abandonnée à elle-même peut-elle se terminer par la guérison? Des médecins, peu confians dans la tendance de la nature à guérir les maladies, n'ont point voulu admettre cette terminaison : mais une pareille opinion n'est fondée que sur une supposition ; et l'opinion contraire pourrait être soutenue avec autant d'avantage. Si une maladie se développe sous l'influence d'une cause, elle peut disparaître sous celle d'une autre , sans l'intervention d'aucun moyen , quoiqu'il ne soit jamais convenable de renoncer de prime abord à cette intervention.

La terminaison la plus désirable de la fièvre cérébrale est la résolution , qui s'effectue par la diminution et la cessation graduée de tous les phénomènes de la maladie. Après cette espèce de solution acritique de l'hydrocéphale aiguë, vient celle qui s'accompagne de quelques phénomènes critiques, ou de quelque conversion morbifique qui ne délivre le malade d'une maladie qu'en le soumettant aux chances d'une autre. C'est ainsi qu'on a vu des enfans hydrocéphaliques rester idiots, maniaques, ou privés de la vue, de l'ouïe, de la parole pour un temps plus ou moins long. J'ai observé avec M. Ollivier, d'Angers, un enfant qui n'a échappé à l'hydrocéphale aiguë que pour rester paralysé de presque tous les organes du mouvement. L'anasarque succède souvent à la fièvre cérébrale ; d'autres maladies sont encore la suite d'une sorte de métastase de cette affection sur quelque organe, comme le foie, le canal intestinal, etc.

Jusqu'à présent les médecins ont signalé peu de phénomènes critiques propres à l'hydrocéphale aiguë. On doit s'expliquer avec beaucoup de réserve sur le sort du malade ; souvent même, lorsque l'intensité des symptômes a cédé, lorsque tout annonce une terminaison favorable, il ne faut pas se hâter de prononcer, parce que l'expérience a prouvé plus d'une fois que ce n'était qu'une rémission incomplète. Dans ce cas, l'épanchement se fait d'une manière lente et insensible, et l'enfant s'y accoutume peu à peu. Je me suis aperçu plusieurs fois qu'alors la pupille restait dilatée, que le malade ne reprenait pas son embonpoint, que son humeur était triste et fâcheuse : en sorte que des enfans qu'on avait cru guéris en apparence, succombaient à une époque plus ou moins éloignée. L'hydrocéphale, dit M. Coindet, offre peu de guérisons par crises, comme cela arrive dans les fièvres continues, ou dans quelques maladies inflammatoires ; celle qui m'a plus frappé, ajoute-t-il, est une sorte d'œdème ou de bouffissure qui commence au front, s'étend sur la face, puis s'étend sur les bras ; elle devient générale et ne tarde pas à être suivie d'une amélioration des symptômes cérébraux ; d'autres fois, c'est par une diarrhée ou par une abondante sueur que la crise a paru se faire. Elle peut avoir lieu aussi par une augmentation dans la sécrétion de l'urine, une diaphorèse excessive sur toute la tête, des évacuations alvines, une abondante salivation.

L'épanchement formé pendant la première période exclut-il un pronostic favorable ? nous ne le pensons pas ; et, quoiqu'une heureuse terminaison, dans une pareille circonstance, doive être rare, nous la croyons possible. Il doit s'opérer ici le même travail qu'à la surface de la plèvre ou celle du péritoine, dans lesquels les organes absorbans repompent souvent de petites quantités de sérosité épanchée. Or, l'arachnoïde est une membrane séreuse qui jouit des mêmes propriétés que la plèvre et le péritoine.

Il est une autre solution bien extraordinaire de l'hydrocéphale aiguë : cette maladie peut dégénérer en un épanchement tellement considérable qu'il s'ensuit une dilatation des parois du crâne et une augmentation rapide de la tête, comme disent l'avoir vu J. Hunter, Baumes et Fériar cités par M. Coindet; ces auteurs assurent même que leurs malades ont guéri assez promptement, et que la diminution du volume du crâne s'effectuait graduellement à mesure que l'épanchement se dissipait.

Quand les malades meurent, et il faut bien avouer que cette terminaison est la plus fréquente, c'est presque toujours la compression du liquide épanché qui cause la mort en détruisant l'innervation ou action nerveuse de l'encéphale, sans laquelle il n'y a point de vie possible. Cette compression s'exerce de dedans en dehors lorsque la sérosité est épanchée dans les ventricules, et de dehors en dedans quand cette sérosité est infiltrée dans le tissu cellulaire sous-arachnoïdien. Dans le premier cas, les ventricules sont dilatés; dans le second, au contraire, ils se trouvent resserrés. Que l'existence s'éteigne dans un coma profond ou au milieu des convulsions, la cause déterminante est la même. Lorsque la mort est la suite d'un hydroméningite sans épanchement, ou avec infiltration du tissu cellulaire sous-arachnoïdien et autres résultats immédiats propres à l'inflammation, il est plus difficile de s'en rendre raison, et ce cas rentre dans la multitude de ceux qu'on ne peut expliquer d'une manière satisfaisante. Les malades succombent quelquefois dans une sorte de marasme, ou en proie à une affection secondaire et étrangère à l'encéphale ; la cessation de la vie, dans ce cas, doit plutôt être attribuée à l'affection secondaire qu'à la fièvre cérébrale primitive.

La mort n'est pas toujours le résultat de l'action lente et graduée des causes destructives dont il vient d'être parlé ; quelquefois les enfans sont enlevés subitement soit à l'invasion, soit à une époque plus avancée de la maladie, par une cogestion rapide de sérosité : ce qui peut jusqu'à un certain point justifier certains auteurs d'avoir considéré la maladie qui nous occupe comme une apoplexie séreuse, et ce qui en a conduit d'autres à admettre une variété d'hydrocéphale sous la dénomination d'apoplectique. M. Coindet croit pouvoir alors expliquer la mort par le passage subit de l'épanchement des ventricules latéraux dans les 3ᵉ et 4ᵉ ventricules, non pas comme on pourrait le croire par la nouvelle compression exercée, mais au contraire par l'absence de compression sur les parois des ventricules latéraux, compression à laquelle il les suppose accoutumées. Cette explication nous paraît hypothétique ; et nous pensons, contradictoirement à l'assertion de M. Coindet, que la pression subite exercée par un liquide qui fait irruption dans une cavité est plus propre à expliquer la mort que l'absence de cette même pression dans une autre.

L'épanchement, au lieu de produire la mort,

n'entraîne souvent, alors qu'il est peu considérable, que l'abolition d'un sens, l'altération d'une faculté, ou certaines maladies de l'encéphale déjà signalées comme consécutives à la fièvre cérébrale.

§ V.

Altérations de tissu et autres désordres propres à l'hydrocéphale aiguë. — Caractères anatomiques et variétés de cette maladie. — Liaison entre ses symptômes et ses lésions organiques.

1° Liquides épanchés.

La cause de la mort parut si évidente aux premiers historiens de la fièvre cérébrale, qu'ils se crurent presque dispensés de recherches cadavériques sur ce sujet ; une seule chose sembla les frapper, ce fut la plus ou moins grande quantité de sérosité épanchée dans les ventricules cérébraux et la dilatation de ces mêmes ventricules, qui en avait été le résultat. Whytt évalua cette quantité de deux à cinq onces; d'autres ont cru qu'elle variait depuis deux jusqu'à huit onces. Cette dernière estimation est entièrement conforme à ce que nous avons observé. Des faits exceptionnels attestent que l'épanchement peut être beaucoup plus considérable. S'il faut en croire l'auteur de l'observation VIII , il se serait élevé à vingt-quatre onces. Lorsque l'hydrocéphale est simple, la sérosité est d'ordinaire limpide, transparente, assez généralement comparable à du petit lait ; elle ne se coagule point par l'action de la chaleur des acides, comme la sérosité épanchée dans les autres cavités. Le docteur Haldat, cité par MM. Itard et Marcet, en a fait l'analyse chimique ; et, comme cela n'est que trop ordinaire, ces deux auteurs ne sont point d'accord ; le premier a reconnu que le fluide épanché dans les ventricules cérébraux contenait du muriate et du phosphatede soude, de l'albumine et de la gélatine. Le second y a également rencontré des sels à base de soude ; mais au lieu de l'albumine et de la gélatine, une matière mucoso-extractive avec des traces de phosphate de fer, de magnésie, de chaux, etc.

Un troisième, J.-F. John, a donné du fluide hydrocéphalique l'analyse suivante :

Matière albumineuse.	2 grains.
Soude libre..	
Sulfate et muriate de soude.. . . .	1
Phosphate de soude..	
Matière extractive.	
Eau.	477
	480 gr (1).

***

(1) Journal complémentaire des sciences médicales, t. 5, page 270.

L'épanchement qui en général s'effectue à l'époque de la seconde période des auteurs, a le plus communément son siége dans les ventricules latéraux; mais très-souvent il s'étend aux deux autres ventricules, même à la base du crâne et au canal rachidien. La sérosité épanchée, au lieu de s'accumuler dans les ventricules, s'infiltre quelquefois dans le tissu cellulaire sous-arachnoïdien, et même dans les couches superficielles de la substance cérébrale, comme l'ont vu MM. Breschet, Itard et Capuron, et ainsi que nous l'avons nous-même observé, notamment à la base du crâne : il est présumable même que ce genre d'épanchement deviendra plus commun à mesure qu'on observera avec plus d'attention, et peut-être sera-t-on conduit à penser qu'il existait dans plusieurs des cas d'hydrocéphale aiguë, chez lesquels on dit n'avoir rien trouvé après la mort? En effet, à moins de poser en principe que la sérosité peut être absorbée dans le cours de la maladie, il est bien peu conforme au raisonnement d'avancer sans preuve qu'il n'a existé aucune trace d'épanchement chez les individus qui ont succombé à la fièvre cérébrale avec tous les symptômes de coma et de compression.

Dans l'hydroméningite la sérosité n'est pas toujours limpide et transparente, on la trouve en certains cas trouble, floconneuse, sanguinolente;

on y voit aussi quelquefois nager du pus, ou flotter des filamens et des lambeaux membraniformes détachés de l'arachnoïde. Nous disons quelquefois, car nous sommes loin de rattacher à l'hydrocéphale aiguë, même compliquée d'inflammation, tous ces épanchemens purulens ou sanguinolens qu'on rencontre dans le crâne des enfans qui ont succombé à des affections de la pulpe cérébrale, comme l'ont fait plusieurs auteurs.

2° Lésions de la pie-mère et de l'arachnoïde.

Les lésions appréciables de ces deux membranes sont généralement l'infiltration séreuse de la pie-mère, et du tissu cellulaire, qui lui est contigu, principalement à la base de l'encéphale et dans ses scissures ; la rupture de cette dernière dans l'endroit où elle tapisse le septum-lucidum et passe d'un ventricule à l'autre ; enfin, diverses autres altérations difficiles à caractériser, comme un épaississement plus ou moins considérable, une infiltration sanguine, une dégénération folliculeuse, hydatique, etc.

Dans les espèces compliquées, l'arachnoïde est le siége de divers degrés d'épaississemens dont il est difficile d'apprécier l'influence ; on la trouve aussi plus ou moins rouge, parsemée de points enflammés, de plaques recouvertes de fausses membranes et même de suppuration, principalement à la base du crâne et dans les scissures qui séparent les circonvolutions cérébrales. L'arachnoïde extérieure est sèche et luisante quand l'épanchement a lieu à l'intérieur. Dans l'endroit où elle forme la cloison interventriculaire, elle est plus ou moins déjetée suivant l'inégale quantité de sérosité épanchée, quelquefois rompue ou trouée en plusieurs endroits. Le tissu cellulaire qui lie l'arachnoïde au cerveau est souvent rouge, infiltré de pus, mais plus souvent de sérosité, comme nous l'avons dit plus haut,

3° Altérations du cerveau.

Les auteurs ont accumulé avec une étrange profusion et bien peu de discernement diverses affections de la substance cérébrale, qu'ils ont accolées aux lésions propres de la fièvre cérébrale, comme le ramollissement, les tubercules, les kystes apoplectiques ou autres, les suppurations superficielles ou profondes de la pulpe cérébrale, etc. (1). Je crois que ces altérations n'ont

---

(1) M. Cruveilhier a bien décrit cette altération consécutive de la substance cérébrale en contact avec l'arachnoïde. *Voyez* page 17 du mémoire cité.

qu'un rapport fort indirect avec la maladie qui nous occupe. Les lésions accessoires qu'on peut y rattacher d'une manière plus directe sont : les congestions sanguines, qui se manifestent par gouttelettes sous le scalpel, et les infiltrations séreuses avec ramollissement des couches les plus superficielles du cerveau, enfin son adhérence ancienne ou récente avec les méninges, la communication ou confusion des ventricules par suite de la rupture ou de la destruction de la voûte à trois piliers, du corps calleux, etc. La face convexe du cerveau est plus ou moins bombée suivant que les ventricules sont dilatés par une plus ou moins grande quantité de sérosité, et les circonvolutions plus ou moins effacées dans les mêmes cas. La dilatation de ces mêmes ventricules est soumise aux mêmes variations par les mêmes causes.

J'ai remarqué un des premiers, je crois, dans ma dissertation inaugurale, que la substance cérébrale était souvent très-consistante, comme hypertrophiée, et en quelque sorte hors de proportion avec la cavité cranienne. MM. Jadelot et Goelis, et avant eux Laënnec, ont fait aussi mention de cette particularité

Les veines et les sinus cérébraux participent aussi d'une manière notable aux altérations de l'encéphale dans la maladie qui nous occupe ;

presque constamment on trouve les uns et les autres très-engorgés et distendus par un sang noir.

Diverses autres altérations presque toujours étrangères à la fièvre cérébrale ou liées à elle par de faibles rapports sympathiques, auxquels, comme nous l'avons déjà dit, on a attaché beaucoup trop d'importance, peuvent compliquer cette maladie. Cheyne, MM. Lespagnol (1), et Brachet, Yeats, ont signalé les inflammations des intestins : le dernier a observé avec raison que l'usage du mercure faisait souvent naître des inflammations qu'on se donnait beaucoup de peine à rallier à l'hydrocéphale aiguë.

Les trois différentes espèces d'altérations que nous venons de signaler peuvent se trouver réunies sur un même individu, constituer isolément, ou deux à deux les caractères anatomiques de l'hydrocéphale aiguë.

Liaison entre les symptômes et les lésions morbides.

On a tant varié de nos jours les observations et les expériences sur les maladies de diverses parties de l'encéphale, que c'est un sujet curieux de recherches, de déterminer si tel phénomène est constamment le produit de telle lésion, comme l'ont avancé plusieurs auteurs, ou en d'autres

---

(1) Considérations sur la fréquence des phlegmasies cérébrales déterminées par celles des voies digestives. Journal de méd., chir. et pharm. ; tom. 37, pag. 131.

termes plus spéciaux , d'établir le *rapport qui existe entre les signes de l'hydrocéphale aiguë et les lésions qui sont propres à cette maladie.*

Les désordres de l'encéphale et de ses annexes produisent sans aucun doute les symptômes nerveux de l'hydrocéphale aiguë, tels que la céphalalgie, la dilatation de la pupille, les cris hydrocéphaliques , l'assoupissement , les mouvemens convulsifs, le délire, etc. ; mais indiquer quelles sont les espèces de lésions propres à chacun de ces phénomènes est, sinon impossible pour tous , du moins d'une extrême difficulté même pour quelques-uns. Disons en peu de mots ce que l'expérience pratique et les vivisections nous ont appris jusqu'à ce jour. M. Coindet croit qu'on n'a pas assez examiné le rôle important que jouent les ventricules cérébraux dans l'économie animale. Selon lui, leur situation au centre du cerveau, leur rapport direct avec l'origine de plusieurs paires de nerfs , donnent à penser que le dérangement de leurs fonctions par suite de congestion , d'épanchement, etc. , produit deux phénomènes morbides très-remarquables , la lenteur du pouls et les cris hydrocéphaliques.

Morgagni pensait aussi que la compression douloureuse exercée par le liquide épanché était la cause des cris poussés par les malades (1). On

---

doit en quelque sorte admettre comme une conséquence de ce qui précède, que la douleur est le résultat de l'impulsion et de la distension produites par le sang sur les méninges engorgées, etc. Opinion dont les traces se trouvent encore dans Morgagni.

La dilatation permanente des pupilles est presque toujours le résultat d'un épanchement dans les cavités cérébrales ; mais la dilatation momentanée ou variable de ces ouvertures provient assez souvent d'autres causes.

Sur vingt - six malades qu'avaient observés MM. Parent et Martinet (1),

Onze avaient un épanchement dans les deux ventricules ;

Deux, dans un seul ventricule ;

Chez *quatre*, il n'y avait point d'épanchement dans les ventricules, mais à la surface des hémisphères et à la base du cerveau ;

Chez *un seul*, un épanchement sur un hémisphère.

Chez *huit* enfin, les auteurs ne trouvèrent pas la plus légère trace d'épanchement.

Cinq malades ont offert à MM. Parent et Martinet la dilatation d'une seule pupille : chez quatre d'entre eux, il y avait un épanchement dans les deux ventricules, et chez le cinquième un épan-

______

(1) Recherches sur l'inflammation de l'arachnoïde; p. 82.

chement dans le ventricule du côté opposé à la dilatation.

La contraction de la pupille signalée par quelques auteurs comme un signe d'hydrocéphale aiguë, coïncide aussi quelquefois d'une manière remarquable avec l'épanchement cérébral : ainsi sur quinze malades observés par les auteurs que nous venons de citer, et qui avaient présenté la contraction des pupilles, six avaient un épanchement séreux dans les deux ventricules latéraux. Des effets si différens produits par la même cause, tiendraient-ils, comme le prétend M. Matthey, à ce que la compression détermine dans des cas l'irritation et le spasme des fibres musculaires de l'iris, d'où naît le resserrement de la pupille, tandis que dans d'autres elle produit la contraction exclusive des fibres radiées, et par conséquent la dilatation de cette même pupille.

Le strabisme et le mouvement plus ou moins complet de rotation du globe de l'œil paraissent déterminés par l'infiltration séreuse ou purulente qu'on rencontre assez souvent dans le voisinage du mésocéphale, et de la commissure des nerfs optiques chez les individus atteints d'hydrocéphale aiguë. Le côma résulte des mêmes lésions, mais portées à un plus haut degré : dans ces deux cas il y a aussi quelquefois épanchement dans les ventricules.

Le délire, qui n'est pas un symptôme d'hydrocéphale aiguë simple, se rencontre dans la variété que nous avons appelée *hydroméningite*, et paraît produit par l'irritation que quelque portion de la face interne des méninges exerce sur la substance corticale des hémisphères cérébraux.

L'agitation, la fièvre, etc., selon M. Bayle, dépendent aussi de la même inflammation des méninges en rapport avec la substance grise de l'encéphale ; c'est encore aux mêmes lésions que cet auteur rapporte les lésions de la volonté proprement dite. Mais d'un autre côté, MM. Flourens, Foville et Pinel-Granchamp prétendent que les lésions des facultés intellectuelles résident dans la substance blanche.

Dans la maladie qui nous occupe, les attaques apoplectiques signalées même par quelques médecins comme une variété, sont produites par les congestions sanguines qui s'effectuent dans les vaisseaux du cerveau et des méninges.

Quant aux mouvemens convulsifs, l'auteur que nous venons de citer croit qu'on doit les attribuer, dans la plupart des cas, à l'inflammation de la substance grise des hémisphères., consécutive à la méningite chronique.

Variétés.

A côté des avantages réel qu'offre la division des maladies en variétés, se trouve l'inconvénient de créer une foule d'entités morbides qui ne sont que des réunions disparates de symptômes appartenans à diverses affections primitives : de sorte que, si d'une part, les classifications secondaires qu'on admet en pathologie sont propres à nous faire connaître les formes diverses sous lesquelles se montrent les maladies, de l'autre, elles sont inévitablement la source de beaucoup d'erreurs qui en ont toujours éloigné une foule d'esprits judicieux. Cependant comme au point où nous en sommes, il faut prendre la science telle qu'elle est, et faire à la fois l'histoire des objets dont elle se compose et celle des moyens qu'on emploie pour la rendre plus facile et plus usuelle, nous allons dire quelques mots des diverses variétés d'hydrocéphale aiguë admises par les auteurs.

Robert Whytt distinguait deux sortes d'hydrocéphale aiguë, fondées sur le siége présumé de la maladie ; il appelait hydrocéphale *externe* l'épanchement œdémateux qui s'effectue entre la peau et le crâne, ou entre le péricrâne et les os de la tête ; et hydrocéphale *interne*, celui qui se forme entre le crâne et la dure-mère, entre celle-ci et la pie-mère, ou bien encore dans les ventricules cérébraux. Cette distinction fort défectueuse, en ce qu'elle assimile deux maladies différentes, n'a été, que je sache, adoptée par personne. On s'est borné pendant long-temps à reconnaître deux variétés ou plutôt deux degrés de la fièvre cérébrale, suivant qu'elle avait une intensité plus ou moins grande, une marche plus ou moins rapide : moi-même je ne crus pas qu'on pût admettre d'autre distinction, dans ma *Disser-tation sur l'hydrocéphale aiguë*, citée plus haut. Mais, depuis cette époque, plusieurs auteurs ont fixé leur attention sur ce point de la maladie qui nous occupe. M. Coindet, dans son mémoire publié en 1817, admet deux sortes d'hydrocéphale aiguë ; l'une idiopathique et l'autre symptomatique. La première, selon cet auteur, réside dans les ventricules ; la seconde, au contraire, se déclare à la suite d'une maladie, qui a son siége ailleurs que dans les cavités de l'encéphale, et n'agit guère sur ces cavités qu'en vertu de la sympathie qui les unit. Un an plus tard, M. Brachet, dans son *Traité de l'hydrocéphalite*, proposa une nouvelle classification des variétés de la fièvre cérébrale. Cet auteur considérant que dans cette affection, les phénomènes *nerveux*, *sanguins* et *gastriques* s'offraient rarement au même degré, et que, dans des cas déterminés, ils prédominaient d'une manière notable, a cru pouvoir fonder sur cette prédominance trois variétés distinctes sous les noms d'hydrocéphalite *nerveuse*, d'hydrocéphalite *inflammatoire*, d'hydrocéphalite *gastrique*. Cette distribution est, comme on voit, fondée sur des phénomènes incertains et variables par les acceptions qu'on leur donne et la manière dont on les interprète aujourd'hui surtout;

ce qui la rend très-défectueuse : il suffirait, en effet, pour le prouver, de citer des cas d'hydrocéphale où aucun de ces trois ordres de symptômes n'est assez caractéristique pour servir de base à une distribution nosologique quelconque. M. Matthey est auteur d'une classification de beaucoup préférable à la précédente; elle est consignée dans le mémoire que nous avons cité plus haut; il admet trois variétés de fièvre cérébrale. Il donne à la première le nom d'hydrocéphale externe ou *hydroméningite*. C'est l'hydrocéphale aiguë compliquée d'inflammation ou avec inflammation, et sans épanchement quand la marche de la maladie est très-rapide. Il appelle la seconde *hydropisie aiguë des ventricules;* on doit rapporter à cette espèce l'hydrocéphale aiguë simple avec épanchement et sans inflammation, ou hydropisie active des ventricules. La troisième variété de M. Matthey est désignée dans son mémoire sous le nom d'*hydrocéphale interne subaiguë.* Cette dernière variété diffère de la première en ce qu'elle s'établit plus lentement et d'une manière insensible, ce qui n'empêche pas qu'après la mort on trouve quelquefois des traces d'inflammation unies à l'épanchement séreux.

M. Guersent (article *Hydrocéphale aiguë* du Dictionnaire de médecine, 1824) pense qu'on peut d'abord, par rapport au siége de l'épanchement, distinguer les hydrocéphales aiguës en hydrocéphales par épanchement dans la grande cavité de l'arachnoïde et dans les ventricules, et en hydrocéphales par infiltration du tissu sous-arachnoïdien ou du cerveau ; il assigne des caractères particuliers à chacune de ces trois variétés. Cet auteur admet en second lieu que les deux premières variétés peuvent chacune se présenter sous deux formes différentes. Il appelle l'une *ataxique* et l'autre *apoplectique*. La première est annoncée par un cortége désordonné de symptômes, et la seconde se fait remarquer par une succession rapide de phénomènes qui ont quelqu'analogie avec ceux de l'apoplexie.

Quant à nous, nous admettons deux sortes d'hydrocéphales aiguës. *L'une* sous la dénomination d'*hydropisie aiguë simple des ventricules* et autres parties de l'encéphale, ayant son siége dans l'arachnoïde et le tissu cellulaire sous-arachnoïdien ; *l'autre* sous le nom d'*hydroméningite aiguë des ventricules* et autres cavités cérébrales, soit que cette variété dépende d'une irritation inflammatoire, ou qu'elle soit simplement compliquée de cette irritation. Nous rejetons par conséquent du cadre de cette monographie toutes les variétés purement symptomatiques qui sont le produit de lésions organiques du cerveau, du cervelet ou du mésocéphale des kystes qui se développent soit dans la masse encéphalique, soit dans les méninges.

§ VI.

Description générale de l'hydrocéphale aigue.

Les signes *précurseurs* de l'hydrocéphale aiguë sont extrêmement variables et fort incertains. Quand la maladie débute brusquement, ils sont fugaces ou manquent totalement: ils se multiplient au contraire lorsque les préliminaires de cette affection durent plusieurs jours, même plusieurs semaines, comme l'avait observé Robert Whytt. En général, les enfans maigrissent, pâlissent, deviennent tristes, languissans, perdent l'appétit plus ou moins longtemps avant l'invasion de la fièvre cérébrale. Ils éprouvent des douleurs vagues dans diverses parties du corps, des coliques, des envies de vomir, des vomissemens, ont souvent de la diarrhée avec des selles fétides, et rendent des urines troubles ressemblant à du petit-lait; mais plus constamment ils se plaignent de la tête, de démangeaisons au nez. Le sommeil est parfois troublé par des mouvemens irréguliers, des spasmes partiels, des rêves incommodes; la démarche est chancelante, etc.

L'invasion de ce que les auteurs appellent la *première période* de la fièvre cérébrale est souvent annoncée par des vomissemens (1), mais plus

______

(1) Je n'ai vu que deux malades qui n'ont point eu de

souvent peut - être par une céphalalgie violente avec des nuances diverses (1). Les enfans poussent des cris, se plaignent de mal de tête, ou l'indiquent avec la main quand ils ne parlent pas encore ; ils n'aiment pas qu'on les dérange, sont incommodés par le bruit et évitent la lumière. La langue est quelquefois rouge, mais communément nette ou limoneuse. Les malades éprouvent généralement de la constipation; et s'il y a diarrhée, les selles sont verdâtres et fétides. Les urines, suivant M. Coindet, sont *micacées* ou contiennent un dépôt blanc farineux, crétacé : Formey dit qu'elles sont troubles. Le pouls est ordinairement irrégulier, petit et très-fréquent; dans certains cas rares, il n'y a point de fièvre ; la respiration est inégale, plaintive et suspirieuse. La face, déjà très-altérée et variable d'un instant à l'autre, est en général pâle, et seulement colorée dans les momens d'exacerbation. Les yeux éprouvent parfois des mouvemens irréguliers et sont strabites, la pupille est mobile, mais tantôt dilatée, tantôt resserrée ; les narines sont sèches, et les petits malades y portent souvent les doigts. Ils ont la tête très-pesante, sont ac-

---

vomissemens dans la première et la seconde période. (Whytt.)

(1) Le siége de la douleur varie singulièrement ; elle est tantôt aux tempes, au front, au sinciput; d'autres fois, les enfans l'indiquent à l'occiput.

cablés et presque incessamment plongés dans un assoupissement léger dont il est facile de les tirer pour un instant, mais ils ne tardent pas à y retomber. Le sommeil est nul ou troublé par des rêves effrayans, des grincemens de dents, des mouvemens convulsifs ; les malades poussent par intervalle quelques cris plaintifs. En général, les fonctions intellectuelles ne sont pas lésées ; les enfans répondent juste aux questions qu'on leur fait en les excitant; quelquefois ils refusent de répondre uniquement par mauvaise humeur ou par paresse, et repoussent même avec aigreur ceux qui persistent à les interroger. Les symptômes de l'invasion, comme la céphalalgie, le vomissement, persistent plus ou moins long-temps, varient d'un instant à l'autre, augmentent lorsqu'on agite ou qu'on dérange les malades. L'état de la face, de la chaleur animale, du pouls, varie infiniment dans les premiers jours de la maladie. Il y a sans doute des intervalles de relâche et des momens d'exaspération dans les symptômes, mais rarement on y observe de paroxismes bien caractérisés.

Après un temps plus ou moins long d'excitation, qui est rarement moins de cinq et plus de dix jours, l'affaissement augmente, l'assoupissement s'accroît, et le pouls diminue de fréquence, mais devient plus irrégulier (1).

____

(1) Robert Whytt a fait des observations très-multipliées

C'est à cette époque que les auteurs placent le commencement de la *seconde période*. L'état de la langue et la soif varient singulièrement ; les vomissemens et la constipation persistent. quelquefois encore , ou bien le ventre s'ouvre par des selles fétides ; la respiration est irrégulière , profonde et plaintive , l'haleine fétide ; il y a parfois des bâillemens répétés ; la chaleur est irrégulière et très-élevée ; la tête commence à se renverser en arrière ; la face, profondément altérée et les yeux fixes , présentent un ensemble particulier à cette maladie , et qui est facile à reconnaître. Les globes oculaires strabites , entraînés en haut ou en dedans, sont livrés à des mouvemens convulsifs , la vision est souvent double , et les paupières tantôt closes, tantôt à demi ouvertes ; la pupille est dilatée d'une manière plus continue et presque immobile ; elle présente souvent des oscillations convulsives à l'aspect d'une bougie allumée. Les enfans poussent des cris aigus et très-touchans, appelés hydrencéphaliques par M. Coindet ; ils s'écrient souvent : *holà, ma tête ! ah ! que je suis malade !* Suivant Ludwyg, ils portent la main du côté où s'effectue l'épanchement ; mais plus souvent ils se livrent à des mouvemens automatiques, et ont des contractions et des extensions irrégu-

---

sur le pouls ; mais l'expérience ne les confirme pas toujours.

lières, des convulsions partielles dans les membres
supérieurs. L'assoupissement devient plus profond et plus continu, les facultés intellectuelles
s'engourdissent ; les malades ne répondent aux
questions qu'on leur adresse qu'en les excitant,
et retombent ensuite dans l'assoupissement ; ils
ont rarement du délire. L'anxiété, l'agitation,
la mauvaise humeur, sont portées au comble.
La figure, alternativement rouge et pâle, calme
et convulsive, varie à chaque instant, ainsi que
la plupart des principaux symptômes. Si l'on
joint à cela la fréquence des rémissions et des
exacerbations accompagnées de cris aigus, d'assoupissement, de rougeur des pommettes, quelquefois même une véritable intermittence, on
aura, je crois, un tableau complet de tous les
phénomènes que présente la fièvre cérébrale
à son plus haut degré, et avant qu'il y ait un
épanchement notable dans les ventricules cérébraux.

Lorsque cet épanchement commence à s'ef-
fectuer, il produit une autre série de phénomènes, appelée par les uns *troisième période,* et par
les autres *période de compression, période de résolution.* La respiration est lente, plaintive, et parfois comme suspendue et accompagnée de fréquens soupirs ; le pouls, au contraire, reprend sa
fréquence première suivant Robert Whytt et quelques autres ; le malade, couché en supination,

est presque immobile. La tête est de plus en plus déjetée en arrière, la face tantôt rouge d'un côté, tantôt presque cadavéreuse, les paupières clôses et presque paralysées, la pupille dilatée et immobile à l'aspect d'une bougie allumée, la cornée couverte d'une mucosité glaireuse, les globes oculaires livrés à des mouvemens convulsifs permanens. La plupart des malades ne cessent de pousser des cris perçans que quand ils sont plongés dans un assoupissement profond qui est alors changé en une espèce de côma. La déglutition devient impossible et la défécation involontaire, et presque toutes les fonctions extérieures et intérieures sont bientôt frappées de paralysie. Quelquefois, par suite d'hémiplégie, un côté est paralysé tandis que l'autre est livré à des mouvemens convulsifs; une chaleur acre, irrégulière, une sueur abondante et froide, se font remarquer sur diverses parties du corps; des paroxismes fréquens plongent le malade dans une alternative d'assoupissement et d'anxiétés cruelles. Les facultés intellectuelles, souvent abolies dans cette période extrême du mal, se conservent quelquefois jusqu'au dernier moment, ainsi que le tact et l'odorat. Les enfans, en criant et en proférant des mots inarticulés, portent machinalement leurs mains à la tête. Les roideurs, les convulsions partielles, les spasmes de toute espèce prennent plus d'intensité; le pouls, à peine appréciable, devient vacillant, tremblottant et

convulsif, et une convulsion générale termine souvent la vie. D'autres fois, plusieurs heures avant
la mort, tous les phénomènes de la vie sont éteints,
excepté la circulation et la respiration , qui sont à
peine appréciables , et le malade rend paisible-
ment le dernier soupir long-temps après que tout
ce qui l'entoure a cessé d'exister pour lui.

La marche de l'hydrocéphale aiguë n'est pas
toujours si graduée ni si uniforme ; quelquefois des
signes de compression se manifestent dès les premiers jours et compriment tous les autres. De cette
manière les phénomènes qui caractérisent la terminaison s'observent presqu'en même temps que
ceux de l'invasion, et quelques jours suffisent à la
marche de la maladie ordinairement funeste.

Je n'ai pas la prétention d'avoir relaté dans cette
description générale tous les symptômes que peut
présenter l'hydrocéphale aiguë. Je ne pense pas
non plus qu'on trouve dans un seul cas tous les
phénomènes que je viens de mentionner. J'ai fait
en sorte de peindre la maladie telle que je l'avais observée en diverses circonstances, afin que le tableau
que j'en ai fait, joint à ceux que des observateurs
exacts en ont tracé, puisse donner une idée complète de cette maladie , en la faisant connaître sous
ses diverses formes.

Si au lieu de l'hydrocéphale aiguë simple que
nous venons de décrire, on a affaire à une *hydroméningite*, la sensibilité est plus vive, la céphalal-

gie plus aiguë, les yeux supportent plus difficilement la lumière, et les convulsions de la face sont
plus intenses, la constipation est plus opiniâtre :
il y a du délire, le pouls est dur et vibrant, la
chaleur morbide est aussi plus développée et plus
uniforme que dans la première variété de la maladie ; enfin les phénomènes qui dépendent de la
compression sont nuls ou beaucoup moins pro-
noncés, se développent plus tard, ou bien existent
à peine quand la quantité de sérosité épanchée est
très-peu considérable.

L'hydropisie aiguë des ventricules, dit M. Matthey, semble se rapprocher de l'*hydroméningite*
par son invasion brusque et rapide, mais elle en
est bien distincte par la nature même des symptômes qui la caractérisent, telles sont les convulsions, la cécité, la dilatation des pupilles, les cris
aigus : symptômes qui ne se manifestent point ou
qui ne se manifestent que vers le déclin de la
maladie dans l'hydroméningite, et dans les cas
seulement où l'irritation de l'arachnoïde externe
se communique à la portion interne qui tapisse
les cavités cérébrales. (*Ouvrage cité.*)

Il est beaucoup plus difficile de poser les limites
qui existent entre l'*arachnitis* et l'*hydroméningite*;
l'auteur que nous venons de citer croit qu'elles ne
sont qu'une seule et même affection.

§ VII.

Appréciation des symptômes de l'hydrocéphale aiguë.

Les symptômes propres à cette maladie présentent de nombreuses variations, des nuances multipliées d'intensité qui dépendent de la nature très-diverse des constitutions, des tempéramens, du degré de sensibilité individuelle, etc. L'hydrophlegmasie qui, par exemple, chez un enfant sanguin irritable produira de l'agitation, du délire, des mouvemens convulsifs, une fièvre très-aiguë, ne déterminera, chez un sujet lymphatique indolent, que des rêvasseries, de la somnolence, très-peu de fréquence dans le pouls. Outre ces variations, il en est d'autres qui paraissent avoir leur source dans des modifications jusqu'à présent très-peu connues, qu'il est utile de signaler pour qu'elles ne soient pas pour le praticien un sujet d'alarmes ou un motif de sécurité trompeuse.

Quoique le vomissement soit un accident fréquent chez les enfans à raison de la grande facilité avec laquelle se contracte leur estomac, il n'en doit pas moins être considéré au début comme un des symptômes les plus constans de l'hydrocéphale aiguë ; je l'ai observé chez presque tous les malades auxquels j'ai donné des soins. Ce vomissement dépend de l'état morbide du cerveau uni par de nombreux rapports sympathiques

avec l'estomac. Les uns prétendent que le vomissement qui précède la fièvre cérébrale, ne doit
être accompagné d'aucun symptôme gastrique ou
bilieux; les autres ne lui accordent quelque valeur
que quand il alterne avec la céphalalgie et autres
symptômes de la maladie qui nous occupe : ces
restrictions ne reposent guère que sur des observations isolées tout – à – fait insuffisantes. Nous
en dirons autant de l'expérience qu'on a proposée
pour distinguer les vomissemens propres à la
fièvre cérébrale de ceux qui tiennent à un autre
état morbide, et qui consistent à administrer au
malade qui vomit spontanément une forte dose
d'émétique; si la patient vomit avec une grande
difficulté, on doit, dit-on, en conclure que le
cerveau est malade, et qu'il y a hydrocéphale
aiguë ou imminence de cette maladie. C'est un
passage mal interprété de l'ouvrage de M. Coindet
qui nous paraît avoir donné lieu à ce genre d'é-
preuve singulièrement contestable (1). Le vomis-

---

(1) Voici ce passage : un des symptômes que l'on re-
trouve, surtout dans la maladie idiopathique, c'est la résistance àde fortes doses d'émétique, résistance telle, que les
malades de la première période, malgré les nausées continuelles, ne vomissent pas même avec des doses doubles,
triples de tartre émétique, ce qui, dans plusieurs cas douteux dans leur début, est devenu pour moi un moyen
assez certain de diagnostic. *Mémoire sur l'hydrencéphale*,
page 28.

6 *

sement qui, en général, se prolonge assez long-temps dans le cours de l'hydrocéphale aiguë, se manifeste très-irrégulièrement et s'accompagne des phénomènes appelés gastriques, augmente la céphalalgie, au lieu d'alterner avec elle, etc.

Nous n'avons rien de particulier à dire sur la *constipation* qui existe souvent au commencement de la fièvre cérébrale, non plus que sur des *ex-cressions verdâtres* dont plusieurs auteurs ont parlé, et qui se font remarquer chez beaucoup d'enfans atteints de diverses maladies du tube digestif. Les malades se plaignent souvent de douleurs épigastriques qui ne sont que des complications, quoi qu'en aient dit certains auteurs.

A l'opinion de ceux qui prétendent que les urines ne fournissent aucune particularité importante dans la fièvre cérébrale, on oppose celle de Coindet, de Vieusseux, de Matthey, qui indiquent comme signe de cette maladie un dépôt *crétacé* (déjà noté par Whytt et Watson) au fond d'une urine citrine, et surtout des particules micacées qui surnagent le liquide urinaire ou qui se précipitent comme un nuage léger formé de petits cristaux très-éclatans. Quoique cet état des urines soit loin d'être constant dans l'hydrocéphale aiguë, il est évident que si, comme on le prétend, il n'existe dans aucun autre maladie, il doit être considéré, lorsqu'il se montre, comme un indice de celle qui nous occupe. M. Itard dit avoir observé une fois quelque chose d'analogue ; je n'ai jamais fait de recherches à ce sujet ; je n'ai point vérifié non plus l'assertion de Formey, qui affirme que les urines troublées ressemblant à du petit-lait non clarifié sont un signe pathognomonique de la fièvre cérébrale.

Le ralentissement très-notable du pouls, dont Whytt a fait le signe pathognomonique de l'hydro-céphale aiguë arrivée à ce qu'il appelle la seconde période, indique souvent qu'il s'est effectué un épanchement dans les ventricules du cerveau ; mais souvent aussi l'on a vu ce symptôme manquer soit absolument, soit à l'époque indiquée par le médecin anglais, quoique l'ouverture du corps ait démontré ensuite qu'il y avait épanchement. Néanmoins, quand une lenteur notable du pouls succède à une extrême fréquence dans le cours de la fièvre cérébrale sans amélioration décisive, nous croyons qu'on doit redouter la compression d'un liquide épanché, compression qui, gênant l'action nerveuse de l'encéphale, agit indirectement sur l'organe central de la circulation. Au reste, il est bon de remarquer, par rapport aux signes que fournit la circulation chez les enfans, que cette fonction s'exalte avec une grande facilité, et est susceptible d'une multitude d'irrigularités pour les causes les plus légères, comme l'ont déjà fait pressentir d'abord Harris, ensuite MM. Itard et Brachet. A cette lenteur du pouls , qui est telle , que d'une extrême fréquence , il retombe souvent au-dessous de son état normal , vient se joindre , selon encore Robert Whytt, l'irrégularité des pulsations artérielles, qui contraste avec la régularité qu'elles offrent à l'invasion de la maladie. Peu d'auteurs, à notre connaissance, ont parlé de ce deuxième état du pouls , que nous n'avons guère observé que vers la fin de la maladie : ce qui dans ce cas ne présente rien de bien particulier.

Lorsque la fièvre cérébrale est le résultat de chutes et de contusions sur la tête (ce qui arrive fréquemment), il est rare qu'elle ne soit point précédée par une céphalalgie opiniâtre , qui se prolonge plus ou moins long-temps et que les enfans accusent par les expressions douloureuses et plaintives dont nous avons parlé. Suivant M. Matthey, la douleur de tête est étendue et profonde dans l'hydrocéphale aiguë simple ; plus obtuse , plus lente , plus vague lorsque la maladie est moins intense; elle est au contraire très-aiguë, lancinante, sus-orbitaire dans l'*hydroméningite*. La céphalalgie qui est propre à l'hydrocéphale aiguë n'alterne pas, comme l'a prétendu Fothergill , avec d'autres signes ; mais elle a des intermittences , et revient d'une manière soudaine ; l'enfant l'annonce le plus souvent par des cris , et un mouvement machinal des mains (indiqué, je crois, par Ludwig) désigne fréquemment le siége de la douleur tantôt à l'occiput , tantôt au sinciput, d'autres fois au front et aux tempes. Il convient encore de faire observer ici avec le médecin de Genève , que la céphalalgie étant un signe de la plupart des maladies aiguës, ce signe ne doit avoir que peu d'importance quand il ne se trouve accompagné d'aucun autre.

Suivant Morgagni , le côté où s'effectue l'épanchement est toujours le siége de la douleur (1).

Les yeux des enfans atteints d'hydrocéphale aiguë fournissent les signes les plus importans et les plus certains. Il y a peu de remarques à faire sur le strabisme et les divers mouvemens convulsifs des globes oculaires qui peuvent dépendre de plusieurs états pathologiques de l'encéphale, autres que la fièvre cérébrale; on doit dire pourtant que la fixité des yeux (lorsque la cornée est terne et glaireuse), que la contraction souvent répétée ou permanente des muscles qui entraînent en haut le globe de l'œil , sont des signes très-certains d'un épanchement intérieur et d'une mort prochaine. C'est principalement l'état continu de la pupille qui a fixé l'attention des praticiens ; la dilatation de cette ouverture est assurément un des indices les moins équivoques de la maladie qui nous occupe; elle est conditionnelle ou permanente , ce qu'il importe de ne pas ignorer pour l'apprécier d'une manière exacte. L'élargissement de la pu-

____

(1) *De sedibus et causis morborum.* Épist. I, n° 1.

pille dans le commencement de l'hydrocéphale aiguë est un symptôme d'irritation cérébrale ; il est facile de faire revenir la pupille sur elle-même, en plaçant une lumière devant les yeux du malade ; mais aussitôt qu'on soustrait la lumière, cette ouverture s'élargit de nouveau. Si on laisse la lumière plus long-temps devant les yeux, l'iris, irrité ou fatigué d'une contraction pénible, présente alors souvent des oscillations comme convulsives qu'on a indiquées, mais à tort, je crois, comme un signe pathognomonique de la fièvre cérébrale (1). Les auteurs qui ont révoqué en doute la valeur de ce signe, en se fondant sur sa cessation momentanée, n'ont pas compris dans toute son étendue la cause qui le produisait. Quand il y a épanchement et cécité complète, alors l'élargissement de la pupille est permanent, et l'œil insensible à la lumière. Ce symptôme, qui d'ordinaire ne s'observe qu'à la fin de la maladie, a été vu au commencement dans certains cas exceptionnels. Matthey dit aussi que la contraction permanente ou l'immobilité des pupilles est un signe caractéristique de la fièvre cérébrale, diamétralement opposé à la dilatation. Voici comment

---

(1) La dilatation et les oscillations de la pupille peuvent être quelquefois le résultat d'une lésion sympathique éprouvée par le cerveau, comme cela a lieu dans les affections vermineuses ou dans les irritations du ventre qui compliquent l'hydrocéphale aiguë. Ce qu'il importe de ne pas perdre de vue dans beaucoup de circonstances.

ce médecin cherche à expliquer ces deux symptômes contradictoires dans une même affection :
suivant lui, toute gêne apportée aux fonctions
du nerf optique ou des nerfs de l'iris, peut exciter le spasme des fibres musculaires de cette
partie, et déterminer, tantôt la contraction permanente, exclusive des fibres radiées de l'iris,
et conséquemment la dilatation extrême de la pupille, comme on l'observe dans le cas d'hydrocéphale aiguë; tantôt la contraction des fibres or-
biculaires, et par conséquent le resserrement de
la pupille, comme cela se voit dans l'hydroméningite, etc. Cette explication est sans doute peu
satisfaisante, car on pourrait la réduire à ce principe connu de temps immémorial, qu'une seule
et même cause produit des effets divers et même
en apparence opposés.

Les praticiens ont cru reconnaître un caractère
particulier aux *cris* que poussent si souvent les
enfans atteints d'hydrocéphale aiguë; c'est ce qui
a déterminé M. Coindet à leur donner le nom de
cris hydrencéphaliques. Ces cris, en effet très-remarquables, sont tantôt aigus, tantôt plaintifs et très-
touchans, et semblent être quelque chose de plus
que l'expression d'une douleur commune; ils nous
paraissent avoir été caractérisés d'une manière ori-
ginale par M. Matthey. Les cris aigus, dit-il, perçans, prolongés, sans expression de vive douleur,

sont un des signes les plus caractéristiques, les plus certains de l'hydrocéphale : ils ne se manifestent dans aucune autre maladie ; combinés avec les traits altérés de la physionomie du malade, ils expriment bien l'espèce particulière de souffrance du cerveau, propre à l'hydrocéphale ; sensation morbide inusitée, effrayante, plutôt que douloureuse (1). Presque tous les malades que j'ai observés poussaient de semblables cris, qui au premier abord m'ont singulièrement frappé.

Quoiqu'on ait observé des cas de fièvre cérébrale où les cris dits hydrocéphaliques n'ont rien présenté de particulier, et qu'il soit vrai de dire que les enfans sont en général fort sujets à crier dans la plupart des maladies aiguës, cela ne diminue en rien l'importance de ce signe, un des plus concluans qu'on puisse noter dans cette cruelle maladie. Pour mon compte, il me semble que les enfans *hydrocéphaliques* ne profèrent pas des cris semblables à ceux qui leur échappent dans diverses autres maladies ; ces cris m'ont semblé plusieurs fois avoir beaucoup de rapport avec une sorte de mauvaise humeur, d'opiniâtreté acariatre , qu'on rencontre fréquemment aussi chez les malades. J'ai remarqué de plus, que quand ils cessent , on est presque sûr de les faire recommencer, en interrogeant les mala-

____

(1) Mémoire cité, page 46.

des, qui n'aiment pas qu'on les dérange, qu'on les questionne et qu'on les tire de l'assoupissement où ils sont momentanément plongés.

L'assoupissement, comme la dilatation des pupilles, est susceptible de se montrer sous deux aspects différens : tantôt ce phénomène a l'expression du désordre cérébral qui précède l'épanchement, tantôt il n'est que le résultat de la compression causée par cet épanchement lui-même ; dans le premier cas, l'assoupissement n'est que momentané ; on peut le faire cesser en excitant les malades, qui reprennent l'usage de leurs facultés. Dans le second, au contraire, il est permanent et tellement intense qu'on essaie vainement par tous les moyens possibles d'en retirer les enfans qui, arrivés à ce point, sont presque toujours voués à une mort certaine. D'après ce que nous venons de dire, il est évident que la seconde espèce d'assoupissement est seule un indice d'épanchement dans le crâne, et que la première ne paraît être que l'effet du trouble apporté dans l'innervation par les premiers accidens inhérens à la fièvre cérébrale. Le praticien ne doit donc pas trop s'alarmer d'un assoupissement qui se montre au commencement de cette maladie, lorsqu'il lui est possible de le suspendre par quelque moyen approprié.

Ce que nous venons de dire de l'assoupissement est presque en tout point applicable aux convulsions, qui, d'ailleurs, sont un symptôme bien moins caractéristique d'hydrocéphale aiguë ; on les observe à différens degrés dans toutes les périodes de cette affection, mais plus particulièrement vers la fin, où elles se succèdent quelquefois sans interruption jusqu'à la mort. Les convulsions, au reste, ainsi que le délire, l'extrême sensibilité des yeux, et les soubre-sauts des tendons, sont plus particuliers à l'hydroméningite qu'à l'hydropisie aiguë simple du cerveau. M. Matthey paraît croire que, dans les derniers jours de la maladie, les convulsions indiquent l'extension de l'irritation de la membrane séreuse qui enveloppe la moëlle alongée, et l'épanchement vertébral qui en est le résultat ; il dit avoir remarqué, à l'ouverture des cadavres, une plus grande quantité de sérosité épanchée dans le quatrième ventricule et dans la cavité rachidienne, chez les enfans morts de la fièvre cérébrale, au milieu des convulsions.

Aux symptômes dont nous venons d'examiner l'importance et la valeur, il faut en joindre quelques autres qui, par leur rareté même, sont dignes de quelque attention. Tels sont le resserrement de la pupille, observé par Coindet pendant tout le cours d'une hydrocéphale aiguë, la fétidité de l'haleine, notée par les auteurs, des baillemens répétés, dont j'ai parlé dans ma dissertation inaugurale, une respiration très – lente, inégale et suspirieuse, que M. Cruveilhier regarde même comme un signe caractéristique à l'invasion de la maladie, et qui est manifestement le résultat du trouble de l'action cérébrale.

Enfin, nous ne terminerons pas cet article sans appeler l'attention du praticien sur un rapport singulier, dans lequel se trouvent les traits de la physionomie des enfans atteints d'hydrocéphale aiguë, et d'où résulte un *facies*, un *habitus* particulier, signalé par Odier, qu'il est facile de reconnaître quand on l'a observé une fois; mais qui est très-difficile à décrire. Ce qui m'a surtout frappé dans cette singulière expression de la figure, c'est la saillie et la fixité des yeux, ainsi que la dilatation de la pupille et la pâleur d'une grande partie de la face, qui contrastent avec la mobilité convulsive des lèvres et des mâchoires, la rougeur circonscrite d'une seule pommette, et les cris aigus poussés par les malades.

§ VIII.

Des maladies qui simulent l'hydrocéphale aiguë, ou qui présentent les mêmes apparences. — Cette maladie attaque-t-elle les animaux?

L'encéphale, siége de la maladie qui nous occupe, a des rapports si multipliés avec les autres organes de l'économie animale, qu'il exprime, à l'occasion des diverses affections de ces organes, des souffrances qu'on pourrait croire être l'effet immédiat de ses propres lésions. Ainsi, par exemple, diverses maladies cutanées d'une invasion difficile comme la variole, la rougeole, la scarlatine, débutent quelquefois par de l'assoupissement, des convulsions qui en imposent pour une fièvre cérébrale. J'ai rapporté dans ma dissertation inaugurale une observation remarquable de variole, dont l'invasion simulait à s'y méprendre la fièvre cérébrale. Les réactions que déterminent sur le cerveau les vers intestinaux en excitant le tube digestif, l'irritation des gencives par les dents qui font éruption dans le premier âge, donnent si fréquemment lieu à la même méprise, que dans l'origine les observateurs les plus judicieux (Whytt et Fothergill) ont regardé ces accidens comme la cause la plus commune de la fièvre cérébrale, et les ont souvent confondus avec cette maladie (1).

Si l'on admet que des phénomènes en quelque

-----

(1) La dilatation de la pupille, les mouvemens convulsifs, les alternatives de fièvre et d'apyrexie, les châtouillemens des narines, se rencontrent également dans l'hydrocéphale aiguë et dans les affections vermineuses; et, ainsi qu'on l'a remarqué, la présence des vers dans les excrétions ne suffit pas toujours pour éclairer le diagnostic, elle peut même inspirer une sécurité funeste.... On voit souvent l'éruption des dents s'accompagner de convulsions, de vomissemens, d'alternatives de pâleur et de rougeur de la face, d'assoupissement, symptômes qui se font aussi remarquer dans l'hydrocéphale aiguë.

sorte réfléchis par le cerveau simulent les propres maladies de ce viscère, on concevra bien plus facilement comment ces maladies elles-mêmes, ayant leur siége sur des organes contenus et étroitement resserrés dans la cavité cranienne, peuvent donner lieu à une multitude de symptômes difficiles à séparer les uns des autres, et à rapporter au dérangement organique dont ils sont en quelque sorte l'expression ; delà, les cas nombreux, ou telles ou telles affections de l'encéphale, pourtant en d'autres circonstances bien distinctes de l'hydrocéphale aiguë, simulent cette maladie : ce sont des cas de cette espèce qui, observés et recueillis par des médecins peu rigoureux, par d'autres trop peu exercés dans le diagnostic des maladies ou étranges à l'esprit d'analyse très - négligée aujourd'hui, ont fait substituer la méningite, la céphalite, diverses autres lésions organiques de l'encéphale à l'hydrocéphale aiguë. Il nous a paru aussi que d'autres médecins qui ont décrit cette maladie sous le titre de fièvre hydrocéphalique avec l'idée que c'était une affection générale et périodique, ont commis la même erreur, et ont confondu des exemples de fièvres rémittentes ou intermittentes, dites comateuses, avec l'hydrocéphale aiguë. Ceux que MM. Cloquet et Mareschal ont publié, et dont il a été question plus haut, ne doivent-ils pas être mis dans ce nombre? Les succès obtenus par l'usage du quinquina ne sont-ils pas, en second lieu, une preuve de ce que nous avançons? Essayons de le prouver en analysant d'une manière succincte les deux faits les plus saillans, recueillis par ces médecins, faits auxquels on a attaché une grande importance.

La jeune L...., âgée de 4 ans, d'une constitution délicate et d'un tempérament nerveux, ayant des facultés intellectuelles précoces, après avoir maigri et s'être montrée triste pendant quelques jours, fut prise de céphalalgie, de nausées, de vomissemens; on administra un vomitif : le soir, le frisson se renouvela, il y eut de la douleur au front, de l'accablement, le pouls était fréquent ; on appliqua des sangsues au col, des sinapismes aux pieds. Il survint un troisième accès plus fort que les deux premiers dans lequel on remarqua une espèce de trismus, on appliqua des vésicatoires aux jambes, et on administra un lavement camphré : à ces premiers vésicatoires on en fit succéder deux autres appliqués aux cuisses; on donna de petites doses de vin de Bordeaux, et il y eut un peu de rémission.

Le soir, il survint encore un nouveau redoublement (c'était je crois le quatrième), accompagné de strabisme, de trismus, d'aphonie et de refroidissement des extrémités. On recourut à l'application de la glace sur la tête, qui enraya les symptômes pour quelques instans seulement. La périodicité des exacerbations qui, dans le commencement, avaient été précédées de frissons, engagèrent M. Cloquet à administrer le quinquina rouge : en conséquence quatre gros de ce fébrifuge furent donnés en lavement avec addition de laudanum, de camphre et d'assa-fetida dans une décoction d'absinthe ; l'exacerbation qui suivit fut très-faible, un second lavement semblable le supprima entièrement, et après le troisième la guérison fut complète (1).

Un enfant de trois ans tomba tout à coup dans un assoupissement profond, il éprouva en même tems des nausées, le pouls était petit et fréquent. M. Mareschal, qui fut mandé pour voir le malade, fit administrer un lavement purgatif et appliquer des sinapismes ; il y eut un peu de rémission qui ne tarda pas à être suivie d'exacerbation.

Le troisième jour l'assoupissement se manifesta de nouveau, il y eut de la fièvre, avec sécheresse et chaleur de la peau. On administra de petites doses de rhubarbe et de calomel, qui n'empêchèrent pas le retour de l'exacerbation du soir, avec assoupissement, spasmes, altération de la figure et alternatives de rougeur et de pâleur ; on soupçonne l'existence de vers dans le canal intestinal, et on fait prendre à l'enfant une potion avec huile de ricin et mousse de Corse.

Le quatrième jour fut marqué par une rémission ; mais pendant la nuit le malade fut dans un état alarmant, il eut plusieurs exacerbations ; on

______

(1) Nouveau Journal de médecine, tome Ier, 1829.

se décide alors à employer le quinquina, on en donne une demi-once en poudre incorporée dans du sirop, et plus tard trois onces en lavement; on y ajoute des frictions avec la teinture de quinquina et un deuxième lavement.

Le cinquième jour l'enfant va beaucoup mieux; on donne un troisième lavement de quinquina, il ne survient qu'une faible exacerbation sans assoupissement.

Le sixième jour le malade était guéri (1).

Je partage tout-à-fait l'opinion de M. H. Cloquet, qui regarde la première de ces deux observations comme un exemple de fièvre remittente pernicieuse, mais je n'y trouve point les symptômes caractéristiques de l'hydrocéphale aiguë, non plus que dans la seconde, d'ailleurs bien moins facile à classer que la première.

M. Itard est, que je sache, le seul médecin qui ait cherché avec soin à déterminer les maladies qui simulent la fièvre cérébrale (2); il indique comme telles, la phrénésie, la fièvre dite ataxique, les affections vermineuses, les accidens de la dentition, et d'autres maladies qui causent la compression de l'encéphale. Il énumère succinctement les caractères spéciaux de ces maladies, et par cela même fait voir d'une manière implicite en quoi elles diffèrent de celle qui nous occupe.

---

(1) Même Journal, tom. 4, p. 298.
(2) Dictionnaire des sciences médicales; tom. 22, p. 230.

Bien que ce médecin ait une propension manifeste à assimiler la fièvre cérébrale à la méningite, le soin même qu'il a mis dans ce rapprochement prouve, en quelque sorte contre sa propre opinion, *qu'on ne peut pas sans inconvénient confondre sous le point de vue clinique ces deux espèces de maladies.* Le premier inconvénient résulte d'abord de la confusion de deux objets qui ne se ressemblent pas. J'ajouterai, qu'il n'est point du tout prouve que le traitement des deux maladies soit identique; le judicieux travail de M. Itard en est une preuve, car il préconise singulièrement les bains de vapeurs, qui, à ma connaissance, n'ont été recommandés par aucun praticien dans la méningite. M. Itard poursuit l'examen des maladies qui simulent l'hydrocéphale aiguë; il trouve, dans la ressemblance qui existe entre cette affection et la fièvre dite ataxique, un argument en faveur de ceux qui regardent cette fièvre comme une sorte de méningite, faisant observer d'ailleurs que l'ouverture des corps est loin de confirmer toujours ce rapprochement. Cette particularité aurait peut-être empêché l'auteur de dire que les fièvres ataxiques, typhode et l'hydrocéphale aiguë ou fièvre hydrocéphalique, ne sont que des variétés produites par la même irritation de l'encéphale et de ses membranes, s'il n'eût regardé cette irritation comme une lésion des propriétés vitales, qui peut disparaître avec la vie.

7*

L'apoplexie séreuse a aussi beaucoup d'analogie avec l'hydropisie aiguë du cerveau ; dans l'une et l'autre, dit M. Itard, il y a épanchement de sérosité, compression du cerveau, signalée par des symptômes peu différens dans la plupart des cas. A la vérité, l'apoplexie se fait distinguer par la formation rapide de l'épanchement, l'absence de la fièvre, l'extinction subite de la sensibilité animale, etc. Mais nous reconnaissons avec l'auteur que ces différences ne sont ni constantes ni toujours également prononcées, et peuvent induire en erreur.

Des remarques hasardées par quelques médecins sont-elles suffisantes pour admettre que les animaux sont sujets comme l'homme à l'hydrocéphale aiguë ?

Vatson invité par un boucher de Londres, dit M. Brachet, à examiner ses moutons qui étaient pris de vertiges, d'inappétence, de stupeur, et qui mouraient au bout de quelques jours ; compara l'état de ces moutons, évidemment affectés de *tournis*, à celui des hommes atteints d'hydrocéphale aiguë. Mais le tournis des moutons est produit par des hydatides, et s'il s'effectue un épanchement dans le cerveau de ces animaux, ce n'est que consécutivement. Il faut convenir néanmoins que plusieurs auteurs ont cité des exemples d'hydrocéphale chronique survenue chez des veaux ; que M. Coindet a constaté, par l'ouverture du corps, un épanchement aigu dans le crâne d'un chien. Les cas cités par Wepfer et Thomas Bartholin, d'épanchement hydatiforme dans les cavités encéphaliques, sont comparables en tout point aux exemples de *tournis* chez les moutons dont il vient d'être question, et ne peuvent être assimilés à l'hydrocéphale aiguë.

§ IX.

Des maladies qui compliquent l'hydrocéphale aiguë et de celles qui sont consécutives à cette affection.

Tout ce qui a rapport aux complications proprement dites des maladies est très-vague ; rien de plus difficile que de se limiter aux affections qui ont une connexité véritable avec celles dont on trace l'histoire, de ne pas confondre des coïncidences purement accidentelles avec des complications, de ne pas prendre enfin des lésions qui se développent fortuitement à la suite de la fièvre cérébrale pour des lésions consécutives.

Pour ne point surcharger inutilement l'histoire de cette maladie de considérations et de recherches qui lui soient étrangères, nous nous bornerons, dans cet article, à parler des maladies concomitantes et consécutives, qui peuvent jeter de l'obscurité sur son diagnostic, et par cela même exposer à commettre des méprises plus ou moins préjudiciables aux malades. De ce nombre sont : les phlegmasies du cerveau et de ses membranes , l'irritation encéphalique produite par la première dentition, les vers intestinaux, quelques inflammations du tube digestif , du foie, etc.

L'inflammation d'une portion plus ou moins étendue de l'arachnoïde est la maladie qui complique le plus souvent l'hydrocéphale aiguë. C'est sans doute la fréquence de cette complication qui a fait penser à plusieurs auteurs que ces deux maladies n'en formaient qu'une; mais, ainsi que nous l'avons déjà dit, l'analogie qui existe entre elles n'entraîne pas plus leur identité , que le rapprochement qu'on peut faire entre l'hydropéritonite et l'ascite n'autorise à confondre ces deux affections, qui ont également leur siége dans un même organe. Du reste , je pense avec M. Brachet, qu'on ne doit pas considérer comme des complications notables de méningite de légères traces d'inflammation très-bornées, qui ne sont, qu'on me passe l'expression , qu'une exagération de l'irritation des organes exhalans.

L'encéphalite proprement dite , les lésions de certains organes du cerveau, comme le pont de varole, le mésocéphale , se développent concurremment avec l'hydrocéphale aiguë, et postérieurement donnent lieu à plusieurs symptômes communs qu'on peut facilement confondre avec ceux qui sont le résultat d'une simple hydropisie ventriculaire. M. Coindet a recueilli des cas analogues; Yeats, Cheyne, etc. , ont signalé les phlegmasies du

tube digestif comme des affections concomitantes de l'hydrocéphale aiguë : nous avons souvent
observé cette importante complication. Selon un
autre médecin, que nous avons déjà cité (M. Lespagnol), les inflammations intestinales non seulement peuvent accompagner la maladie qui nous
occupe, mais dans beaucoup de cas la précèdent
et en sont le point de départ; nous croyons qu'il y
avait dans les cas observés par cet auteur coïncidence et complication , mais point de subordination, ainsi que nous l'avons déjà dit. Nous ajouterons ici, que les cas assez nombreux observés
par M. Lespagnol à l'hôpital des enfans malades
de Paris, en assez peu de temps, font croire qu'il
régnait une sorte d'épidémie d'affections intestinales qui précédaient presque toutes les maladies;
c'est au moins la pensée que nous a suggérée la
lecture attentive de l'extrait du mémoire dont il
s'agit, inséré dans les bulletins de la société médicale d'émulation pour l'année 1816 , et le rapport que firent alors sur ce mémoire MM. Breschet
et Cloquet.

Lorsque les vers intestinaux compliquent la
fièvre cérébrale, ils produisent quelquefois , dès
le commencement de la maladie, divers phénomènes nerveux, comme des dilatations de la pupille et de l'assoupissement qui se dissipent avec
promptitude. Les mêmes accidens et beaucoup
d'autres peuvent résulter d'une première den-

tition difficile et orageuse. La plupart des affections concomitantes dont nous venons de parler
compliquent d'une manière fâcheuse l'hydrocéphale aiguë et s'opposent à l'emploi de plusieurs
moyens utiles ; tels sont, par exemple, les préparations mercurielles, les purgatifs, les diurétiques, etc.

§ X.

Différence entre l'hydrocéphale aiguë et les autres maladies.

L'imperfection du diagnostic des diverses maladies de l'encéphale augmente les difficultés déjà
assez nombreuses que présente celui de l'hydrocéphale aiguë. Nous allons toutefois essayer de traiter ce point de pathologie avec les matériaux qui
sont actuellement à notre disposition.

Des médecins, tels que Cullen, séduits par l'analogie qui existe entre l'apoplexie et la maladie qui
nous occupe, l'ont en quelque sorte confondue avec
elle. Il faut convenir qu'à l'ouverture des cadavres, rien ne ressemble mieux aux résultats de la
fièvre cérébrale, que l'épanchement qui constitue
en partie ce qu'on appelle l'apoplexie séreuse ;
mais quelle différence entre la marche et la durée
de ces deux affections ! L'apoplexie n'attaque presque jamais les enfans ; elle n'est accompagnée
ni de fièvre aiguë, ni de vomissemens répétés,

deux symptômes remarquables de l'hydrocéphale aiguë. Le début toujours subit, la rougeur de la face, la suspension ou l'abolition rapide de plusieurs fonctions de la vie de relation, l'hémiplégie, sont autant de signes propres à l'invasion de l'apoplexie, dont quelques-uns seulement s'observent à la fin de l'hydrocéphale aiguë. L'apoplexie frappe souvent le malade comme un coup de foudre, et sa durée ne s'étend guère au-delà d'une semaine; celle de la fièvre cérébrale est de deux ou trois semaines et plus.

Il y a certainement une différence assez prononcée entre l'hydrocéphale aiguë et l'inflammation de l'arachnoïde, nonobstant l'opinion de céux qui confondent ces deux maladies; à la vérité elles peuvent naître dans les mêmes circonstances et sous l'influence des mêmes causes; elles ont aussi leur siége dans le même organe, mais l'une (la méningite) occupe presque toujours l'arachnoïde extérieure, tandis que l'autre (l'hydrocéphale aiguë) réside dans la partie intérieure de cette membrane, comme nous l'avons déjà dit. L'irritation qui produit l'épanchement n'est pas un état inflammatoire, quoiqu'il y ait de l'analogie entre ces deux états morbides. Quant aux symptômes, si dans ces deux affections il y en a de communs, il y en a aussi de notablement différens : le délire, par exemple, est un symptôme presque constant dans tout le cours de la méningite, surtout celle de la partie supérieure du cerveau, tandis qu'on l'observe rarement dans la fièvre cérébrale et presque toujours vers la fin (1). La face rouge, les yeux saillans, injectés et scintillans des enfans atteints d'inflammation du cerveau et de ses membranes, diffèrent beaucoup du facies particulier, généralement pâle, des yeux fixes, fermés, qu'on remarque chez les enfans hydrocéphaliques. Dans la méningite les malades sont presque toujours en proie à des mouvemens violens ou convulsifs ; ils crient et vocifèrent sans cesse ; tandis que dans la fièvre cérébrale ils poussent à la vérité des cris perçans, mais monotones, auxquels l'épithète spéciale de cris hydrocéphaliques est justement acquise, puis retombent promptement dans l'assoupissement, qui est un des signes prédominans de cette maladie. Le pouls n'est pas non plus le même dans les deux maladies ; dans la méningite il est tendu, vibrant, et toujours très-fréquent ; dans la fièvre cérébrale, au contraire, la fréquence du pouls n'est pas continue, il devient, par intervalles, lent, petit et serré. La céphalalgie, la dilatation de la pupille, offrent encore une différence remarquable relativement aux maladies qui nous occupent, l'une dans son caractère et l'autre dans l'époque de son apparition, ainsi que l'a bien établi M. Brachet.

-----

(1) Ludwig avait déjà dit, en parlant des enfans atteints d'hydrocéphale aiguë : *in plerisque nulla vel levissima tantùm diliria adsunt.*

L'encéphalite diffère plus encore que la méningite de l'hydrocéphale aiguë, parce qu'elle a son siége plus profondément dans la substance cérébrale.

Plusieurs auteurs ont confondu l'hydrocéphale aiguë avec la fièvre dite ataxique ou nerveuse continue ; établir la différence qui existe entre ces deux maladies est devenu une chose fort difficile et de nulle importance depuis qu'on est parvenu à démontrer que cette dernière maladie, telle que l'ont décrite la plupart des auteurs, n'était qu'une réunion bizarre de plusieurs syptômes graves, appartenant à diverses affections. Il est plus utile et aussi beaucoup plus facile de faire ressortir la différence qui existe entre la fièvre dite pernicieuse et la fièvre cérébrale; jamais on n'observe, dans l'espace qui sépare les exacerbations de cette dernière affection, cette apyrexie, cet état périodique de santé qu'on remarque entre les accès de la fièvre pernicieuse. En supposant même la fièvre rémittente, et de l'espèce qu'on appelle comateuse, il y a encore une telle différence entre les paroxismes de cette variété de pyrexie et ceux de l'hydrocéphale aiguë, qu'un observateur attentif ne les confondra jamais, en théorie du moins. Jamais, par exemple, les exacerbations de la fièvre cérébrale ne sont précédées ou accompagnées de frissons et de sueurs, deux caractères fondamentaux de la fièvre rémittente, pernicieuse, régulière, etc.

Un grand nombre d'altérations de l'encéphale, plus ou moins bien connues, comme le ramollissement de la substance cérébrale, les kystes développés dans cette même substance, les désorganisations partielles de quelques-uns des organes contenus dans les cavités encéphaliques, les tubercules, etc., produisent des épanchemens symptômatiques qui se révèlent par des symptômes propres à l'hydrocéphale aiguë, mais en petit nombre, et nullement dans l'ordre que comporte cette affection, comme on peut s'en assurer en consultant l'ouvrage de M. Coindet sur l'affection dont il s'agit, les recherches de M. Serres, et les lettres anatomico-pathologiques sur les maladies de l'encéphale, par M. Lallemand. D'ailleurs, presque toujours la considération des phénomènes antécédens suffit pour éviter l'erreur ; ici comme en toute autre chose il faut remonter à la source.

La fièvre, la dilatation de la pupille, les convulsions, les démangeaisons au nez, le coma et même l'expulsion des vers, sont, selon M. Brachet, des symptômes communs à l'hydrocéphale aiguë et aux affections vermineuses ; mais l'oscillation de l'iris, la douleur de tête intense, le cri hydrocéphalique, le mouvement des mains vers la tête, le *facies* particulier à la fièvre cérébrale, etc., seront presque toujours suffisans pour lever tous les doutes qui pourraient naître d'un premier rapprochement.

L'auteur que nous venons de citer fait remarquer aussi qu'on évitera de confondre les accidens souvent fort intenses de la dentition avec ceux de l'hydrocéphale aiguë, en faisant attention que lors de l'éruption des dents l'assoupissement est peu marqué, la pupille n'oscille pas ; que la face, les lèvres éprouvent des mouvemens spasmodiques ; que le visage est bouffi, parsemé de rougeurs, de boutons ; que les gencives sont rouges, gonflées, et que le pouls n'éprouve point d'accélération et ensuite de ralentissement, etc.

Enfin, on ne doit pas perdre de vue qu'il y a une grande différence entre des symptômes d'irritation ou de congestion céphalique dépendant de divers rapports sympathiques qui existent entre le cerveau et certains organes abdominaux, et l'excitation idiopathique, qui a son siége dans l'encéphale même, et dont on n'est pas obligé d'aller chercher la cause ailleurs. Si dans ces cas les malades finissent véritablement par être atteints de fièvre cérébrale, après avoir eu une entérite, comme l'a vu M. Lespagnol, c'est qu'il y a eu succession, ou, si l'on veut, conversion, mais non pas subordination de maladie. Les troubles du cerveau, au début d'une entérite, ne présentent rien de plus particulier que ceux du cœur, du poumon, des organes urinaires, etc. On pourrait dire avec autant de fondement qu'il existe des entérites causées par des méningites, qu'on a assuré qu'il existait des irritations cérébrales produites par des irritations intestinales.

Si maintenant, pour faire ressortir de plus en
plus la différence qui existe entre l'hydrocéphale
aiguë et les autres maladies du cerveau, si nous la
recherchons dans l'état pathologique des organes
affectés pendant la vie, nous verrons : 1° que dans
l'hydrocéphale aiguë on trouve un épanchement
limpide de sérosité dans les ventricules ou dans le
tissu cellulaire sous-arachnoïdien, accompagné
parfois de légères traces d'inflammation ; 2° que
dans la méningite, l'arachnoïde est rouge, épaisse,
souvent couverte d'une exsudation gélatineuse ou
infiltrée de sérosité, sanguinolente, avec ou sans
épanchement ; 3° que dans l'apoplexie il y a épanchement de sang dans la substance cérébrale ou
dans les ventricules (1); 4° que dans la céphalite et
diverses autres désorganisations de l'encéphale, on
observe différentes altérations notablement différentes de celles qu'on doit rapporter à la fièvre
cérébrale.

____

(1) La seule apoplexie séreuse me paraît identique à
l'hydrocéphale aiguë à l'ouverture du crâne.

§ XI.

FAITS RELATIFS

A L'HYDROCÉPHALE AIGUE.

Ars medica tota in observationibus.
Fred. Hoffmann.

L'histoire de cette maladie serait incomplète si nous n'ajoutions pas à l'esquisse historique que nous avons tracée au commencement de cette monographie un certain nombre de faits classés, autant qu'il est possible, dans l'ordre de leur publication, et qui donneront bien mieux que des recherches bibliographiques l'idée des progrès qu'on a faits dans l'étude de cette affection. Cette section sera en même temps un tableau vivant des variétés de formes qu'affecte l'hydrocéphale aiguë. Elle pourra servir de base, nous l'espérons du moins, à tous ceux qui voudront discuter les opinions qui ont été émises sur le sujet que nous venons de traiter ; car, en définitive, dans les sciences positives tout doit se résoudre en un petit nombre de faits.

Des faits connus et publiés par les auteurs nous ne ferons usage que des plus saillans et des caractéristiques ; et dans le nombre des observations que nous avons recueillies nous-même, nous ne choisirons que celles qui peuvent atteindre le but que nous nous sommes proposé.

OBSERVATION PREMIÈRE.

Observation sur une hydropisie du cerveau, par Duverney jeune. Mémoires de l'Académie des sciences, publiés en 1704.

Au mois de mai de l'année 1701, je fus appelé pour voir une jeune demoiselle qui n'avait qu'environ quatre ou cinq ans; elle était tombée depuis quelque temps dans une langueur causée par une fièvre lente qui la minait peu à peu.

Le pouls de la malade battait tantôt vite et tantôt lentement, de plus il était intermittent; enfin il s'y faisait de temps en temps une espèce de suspension, ce qui fit craindre qu'elle n'eût un polype dans le cœur.

Elle avait le sommeil assez bon; mais les quinze derniers jours de sa maladie, elle tomba dans un assez grand abattement et une grande pesanteur de tête. Malgré l'usage des remèdes spiritueux et évacuatifs qu'on lui donna, environ huit jours avant son décès, la bouche lui devint mousseuse, le pouls toujours vite et très-pressé, et il survint de l'œdème qui attaqua la figure et tout le tronc, trois jours avant sa mort qui arriva le 26 juin.

Duverney fit l'ouverture de cette jeune fille; les vaisseaux de la dure-mère contenaient peu de sang; ayant séparé la faux et pénétré dans le ventricule, il en sortit environ un grand verre de sérosité claire et transparente.

Le lascis de la choroïde était extrêmement lavé et même usé; toutes les glandes mésentériques étaient endurcies, et la plupart remplies d'une matière à peu près semblable à du vieux suif.

Le péricarde ayant été ouvert, on aperçut une tumeur à la base du cœur du côté gauche de l'artère du poumon. Cette tumeur était de la grosseur d'une noix, etc.

Malgré l'imperfection de cette observation, et le concours des deux affections dont l'enfant était atteint, son titre seul indique que l'hydropisie des ventricules du cerveau était déjà connue, car autrement Duverney aurait intitulé son observation *Tumeur au cœur,* etc. C'est pour cette raison que nous l'avons placée en tête de ce recueil.

OBSERVATION II.

Observations de André de Saint-Clair, professeur de médecine à Edimbourg. Publié en 1732. (Extrait.)

Un enfant de 10 ans, d'une faible constitution, fut atteint , le 13 octobre 1732, de frissons, de lassitudes , suivis de chaleur et de sueur.

Le 14, apyrexie complète.

Le 15, nouvel accès semblable à celui du 13 qui avance de trois heures; les urines déposent une matière blanchâtre. La nuit suivante, insomnie, respiration gênée, entrecoupée de fréquens soupirs, etc.

Le 16, vomitif avec une infusion de deux scrupules d'ipécacuanha ; l'enfant ne vomit qu'une seule fois dans la journée, on remarque de l'assoupissement, une certaine tendance au délire, pouls faible, urines avec sédiment briqueté, longue insomnie suivie d'un sommeil tranquille.

Le 17, somnolence durant presque toute la journée, fréquens grincemens de dents, mais point de frissons et autres phénomènes qui caractérisaient l'accès du 13 et du 15.

Le 18, pouls fréquent et petit, langue sèche, urines épaisses avec sédiment brun; dans l'après-midi, agitation, délire, grande variation dans le pouls, cataplasme de *Craton* (1) aux pieds, lavement de lait, décoction de serpentaire de Virginie prise par cuillerées.

Le 19, agitation, grincemens de dents, pouls faible et accéléré, affaissement considérable, regard effrayant; vésicatoires aux bras et aux pieds, émulsion pour boisson, et de temps en temps des cuillerées d'une potion avec la décoction de serpentaire de Virginie ; le soir, variations considérables dans le pouls, sueurs à la tête et à la paume des mains, urines involontaires, l'enfant pousse des cris souvent répétés.

____

(1) C'est apparemment une espèce de sinapisme.

Le 20, le délire diminue et le malade s'endort; le soir, paroxisme avec grande fréquence du pouls, urines involontaires, cris répétés pendant la nuit et calme vers le matin; on renouvelle le sinapisme aux pieds.

Le 21, après quelques heures de tranquillité, violent paroxisme avec exaspération des symptômes précédens. Vésicatoires aux cuisses; on continue les émulsions et la décoction de serpentaire de Virginie.

Le 22, paroxisme avec sueurs aux mains, à la tête, et moiteur générale; on donne au malade quelques prises d'une poudre composée avec la serpentaire de Virginie, le castor et le camphre délayé, dans du vin d'Espagne; le malade mourut dans la nuit; le corps ne fut point ouvert. La nourriture du malade fut d'abord du pain et de l'orge rôti, du pain trempé dans du petit-lait, du thé et un peu de vin d'Espagne; plus tard, sa boisson fut du thé, des émulsions, de la tisane d'orge, du petit-lait.

OBSERVATION III.

Un enfant de quatre ans, d'une bonne constitution, se plaignit, le 15 janvier 1753, de démangeaisons au nez; il fut agité pendant la nuit, et son sommeil fut interrompu par des *tressaillemens* subits. (trois grains de calomel qui lui procurent deux selles.)

Le 26, mêmes symptômes, tendance au délire. (Lavement).

Le 27, on le transporte de la campagne à la ville; sur les trois heures il survient du délire; le petit malade se gratte le nez et jette souvent des cris; il se réveille parfois tout effrayé, le pouls est plein et fort. (Saignée du bras, lavement). Pendant la nuit, sommeil souvent interrompu par des accès de délire, des cris et des *tressaillemens*.

Le 28, délire complet sans fièvre. (Mercure doux trois grains, teinture de rhubarbe demi-once). Vers midi, deux accès de convulsions (que l'auteur qualifie d'épilepsie). Émulsion, vésica-toire entre les épaules, potion avec la teinture de castor et le sirop d'œillet, lavement purgatif.

Le 29, long paroxisme, du reste mêmes symp-tômes que le jour précédent, même traitement que la veille avec addition de cataplasmes irritans aux pieds. Dans l'après-midi, l'enfant revient à lui; il y eut deux heures de calme, mais le paroxysme recommença vers le soir. (Vésicatoires aux jambes; potion avec la teinture de rhubarbe et le sirop de nerprun.)

Le 30, à quatre heures du matin, accès plus violent que les précédens suivi de calme et de sommeil. Le pouls un peu faible est plus lent que dans l'état naturel. On réitère sans effet le dernier purgatif; à midi, le petit malade parut mourant, mais le soir son état s'améliora beaucoup; pendant la nuit, les paroxismes se succédèrent presque sans intermission.

Le 31, même état que la nuit (sirop de nerprun avec la teinture de jalap qui procure une selle); le soir, l'enfant éprouve une sorte de raideur tétanique avec flexion permanente du col et des membres ; il a des paroxismes continuels et très-rapprochés qui précèdent la mort.

Pendant sa maladie, dit l'auteur de l'observation, le malade prit quelques cuillerées de potage léger, but des émulsions, du thé et de la tisane d'orge.

A l'ouverture du corps, on trouve tous les viscères du bas-ventre parfaitement sains, il n'y avait ni vers ni traces d'inflammation dans les intestins. Les poumons étaient adhérens à la face interne de la poitrine et remplis de tubercules de pus et de matières tuberculeuses, qui avaient la consistance du fromage nouveau. Les vaisseaux sanguins du cerveau étaient engorgés, et il y avait dans les ventricules environ six onces de sérosité ; la substance du cerveau parut parfaitement saine. Cet extrait a été fait d'après l'ouvrage de M. Coindet, sur l'hydrocéphale, qui donne la traduction complète de ces deux observations et de celle qui suit.

OBSERVATION IV.

Observation de M. J. Paisley, chirurgien à Glascow,
publiée en 1733.

Un garçon de six ans, d'une bonne constitution,
fut attaqué subitement d'une douleur au côté gauche de la tête, accompagnée de lassitudes et d'assoupissement qui ne firent qu'augmenter dans
l'après-midi ; le pouls était fréquent, l'enfant se
plaignait de nausées, etc. ; il resta trois jours dans
le même état, ayant toujours de la pesanteur de
tête et de l'assoupissement dans l'après-midi.

Le quatrième jour, la douleur de tête augmenta
ainsi que la fièvre ; on fit une petite saignée de la
jugulaire, le lendemain on administra l'ipécacuanha qui excita plusieurs vomissemens et fit reje-
ter un ver lombric de cinq ou six pouces de long.
Le malade parut soulagé et fut moins assoupi le
reste de la journée.

Le septième jour, l'assoupissement, au lieu de se
manifester le soir, était si fort dès le matin, qu'on
eut beaucoup de peine à faire prendre à l'enfant
une potion purgative, qui, quoique très-active, ne
produisit aucun effet ; on administra ensuite un
lavement purgatif qui fit encore rendre un ver.

Le huitième jour, l'assoupissement était tellement augmenté, qu'on ne put parvenir à exciter le
petit malade et à lui faire prendre d'aliment ni de

médicament. Dans l'après-midi, le pouls était petit, inégal, l'enfant semblait plongé dans une sorte de léthargie. On lui administra des lavemens d'infusion amère vineuse ; on lui fit boire en même temps quelques doses de vin amer, ce qui l'excita pour un moment, et le tint éveillé, mais il ne tarda pas à retomber dans l'assoupissement.

Le neuvième jour, l'assoupissement augmenta, on appliqua un vésicatoire au col, qui ne produisit aucune amélioration.

Le dixième jour, la figure est rouge et un peu bouffie, l'enfant portait souvent la main au côté gauche de la tête, la respiration était laborieuse, le pouls petit et faible. On lui rasa la tête et on lui fit des scarifications à l'endroit qu'il avait d'abord indiqué comme le siége de la douleur et où il portait souvent la main ; il n'en résulta aucun effet avantageux ; ce qui détermina, le soir, à appliquer deux vésicatoires à la plante des pieds.

Le onzième jour, le pouls était intermittent, l'enfant paraissait privé de toute espèce de sentiment et resta dans cet état jusqu'au lendemain jour de sa mort.

Aussitôt qu'on eut enlevé le crâne, on trouva sur la dure-mère une tumeur de la grosseur d'environ une noisette placée sous le pariétal gauche ; c'était l'endroit où l'enfant éprouvait de la douleur. Cette tumeur n'avait fait aucune impression sur l'os; elle était molle au toucher, et en l'ouvrant il en sortit un peu de sérosité sanguinolente; toutes les veines de l'encéphale étaient gorgées de sang.

Il y avait beaucoup de sérosité jaunâtre sous la pie-mère et entre cette membrane et le cerveau; les ventricules de ce viscère étaient également distendus par une grande quantité de sérosité. Le plexus choroïde était dur et squirreux et contenait un grand nombre de petites hydatides. Tous les viscères des autres cavités étaient sains, à l'exception de quelques points du canal intestinal qui étaient enflammés et même gangrénés.

Nota. — Les quatre observations qui précèdent, tout imparfaites qu'elles sont, suffisent comme documens historiques pour désigner l'époque où l'on recueillit les premiers faits sur l'hydrocéphale aiguë. Nous n'avons pas cru devoir rechercher si d'autres faits n'avaient pas été publiés sur le même sujet dans une période de soixante-six ans; nous devons seulement dire que les ouvrages de Whytt, de Fothergill, de Ludwig, d'Odier, etc. , mis au jour pendant cette période, n'en font aucune mention. D'ailleurs, des recherches plus étendues d'érudition, eussent-elles été en notre pouvoir, ne nous paraissent pas d'une très-grande utilité. Sur ce point, nous renvoyons le lecteur à notre esquisse historique et bibliographique.

OBSERVATION V.

Observation d'hydrocéphale aiguë simple et bien caractérisée, recueillie par M. L. B**. (Inédite.)

Obs. V. —Un enfant de trois ans et demi, d'une forte constitution, qui avait eu l'année précédente des accès de convulsion, éprouva, le quinze germinal an cinq, au matin, un léger frisson, suivi, pendant trois jours consécutifs qu'il se renouvela, d'alternatives de chaleur et de froid. La première nuit fut tranquille, mais celles du 16 au 17 et du 17 au 18 se passèrent dans des convulsions ou des cris presque continuels.

Le 18 germinal, quatrième jour de la maladie, cet enfant entra à l'infirmerie de la Salpêtrière ; prostration, abattement, figure étonnée, tantôt pâle, tantôt rouge aux pommettes, paupières à demi-fermées, pupilles dilatées, langue blanchâtre, soif, ventre souple et constipation, chaleur et sécheresse de la peau, pouls raide et fréquent. La nuit, anxiété et peu de sommeil.

Le 19 germinal, neuvième jour de la maladie, figure plus étonnée, yeux moins mobiles et déjà affaissés ; soif, et après la déglutition efforts pour vomir; pâleur ou rougeur subite de la figure, beaucoup de variations dans le pouls, qui est quelquefois raide, d'autres fois faible et toujours fréquent.

Depuis l'invasion de la maladie l'enfant porte ses mains aux narines et sur les côtés de la tête.

Prescription. Un grain de tartrite antimonié de potasse dans quatre onces d'eau, boisson vineuse. Ce médicament produit deux selles de bile verdâtre ; exacerbation le soir et délire fugace vers cinq heures. Insomnie et cris toute la nuit.

Le sixième jour de la maladie, somnolence continuelle, stupeur de la figure, langue blanche et toujours humectée , pouls irrégulier. *Boisson acidulée et boisson vineuse.*

Le septième jour de la maladie , pouls faible, lent et irrégulier, prurit continuel aux narines , constipation. *Prescription:* bol de mercure doux et de rhubarbe , vésicatoires aux jambes. Peu d'exacerbation le soir, grincement de dents, convulsions générales , cris presque continuels pendant la nuit.

Le huitième jour de la maladie , yeux ternes, fixes , pupilles très-dilatées et insensibles, diglutition difficile, serrement et grincement de dents ; tantôt avidité, tantôt dégoût des boissons ; pâleur ou rougeur et toujours stupeur de la figure, petite toux et gêne de la respiration ; pouls irrégulier et un peu relevé depuis l'application des vésicatoires. Cris et convulsions pendant toute la nuit.

Le neuvième jour de la maladie, le matin, figure très-rouge, déglutition très-difficile, continuation des autres symptômes ; convulsions ou spasmes des extrémités supérieures durant presque toute la journée. Vers-midi, sueur abondante qui ne produit aucun soulagement. Le soir exacerbation à peine sensible ; cris, agitation et convulsions une partie de la nuit.

Le dixième jour de la maladie, même état convulsif, yeux tout-à-fait ternes ; langue blanche et humectée, respiration grande et rare, prostration extrême des forces ; pouls petit, fréquent et irrégulier, etc.

Les convulsions durèrent quelques heures encore avec moins de violence, l'affaiblissement augmenta et l'enfant mourut à quatre heures du soir.

A l'ouverture du corps, on trouva les cavités de la poitrine et du bas-ventre, les membranes et la substance du cerveau dans l'état naturel ; les ventricules latéraux, extrêmement dilatés, contenaient au moins deux ou trois onces de sérosité, égale quantité du même liquide se trouvait dans les fosses occipitales inférieures.

OBSERVATION VI.

Hydroméningite. Observation recueillie par M. Poutrain, médecin à Tournay.

Une fille de trois ans ayant éprouvé diverses maladies particulières à son âge, dont elle s'était d'ailleurs bien rétablie, fut prise, dans la nuit du 8 au

9 juin 1807, de fièvre, accompagnée de chaleur vive à la peau, de vomissement, etc.; elle rendit des urines blanches, épaisses; elle resta dans le même état jusqu'au 11 seulement; elle était de temps en temps assoupie mais sans fièvre.

Le 12, elle éprouve quelques mouvemens convulsifs dans les yeux, un accès de colère, porte machinalement ses mains à sa bouche et tombe dans l'assoupissement. On applique au col quelques sangsues qu'on est obligé de détacher bientôt après, parce que l'enfant se livre à un nouvel accès de colère.

Deux nouveaux médecins sont adjoints à M. Poutrain. On pense que l'enfant a une hydrocéphale aiguë, quoiqu'il soit sans fièvre; on applique un vésicatoire au col, et on administre quelques vermifuges, attendu que la petite malade avait rendu des vers il y avait peu de temps. Le soir il y a de l'amélioration, l'enfant reconnaît ceux qui l'entourent, porte la main à la tête quand on lui demande d'indiquer l'endroit douloureux; il y a une constipation opiniâtre, l'urine est abondante.

Le 13, l'assoupissement augmente; sinapismes aux pieds, vésicatoires aux jambes : on prescrit une mixture de quelques grains de camphre dans de la décoction de valériane, et quelques grains d'ipécacuanha pour rendre plus facile une expectoration muqueuse, devenue très-difficile par la compression du cerveau.

Le 14, la malade ne répond plus aux questions qu'on lui adresse. Les yeux sont agités de mouvemens convulsifs : la pupille est dilatée; on applique un nouveau vésicatoire au sommet de la tête.

Le 15, la dilation de la pupille est augmentée; cette ouverture paraît immobile ; yeux agités de mouvemens convulsifs, soubresauts des tendons ; la malade porte fréquemment les mains à la tête, la face est colorée, la fièvre intense, la chaleur et la soif considérables; limonade pour boisson.

Le 16, la fréquence du pouls augmente; convulsions plus fortes et plus rapprochées surtout dans les extrémités inférieures. Mixture camphrée indiquée plus haut, avec quelques gouttes de liqueur d'Hoffmann.

Le 17, sueur universelle , éruption milliaire cristalline , qui n'empêchent pas les symptômes les plus graves d'aller en croissant. Les convulsions deviennent universelles. Les yeux sont insensibles à la lumière et livrés à des mouvemens convulsifs, les plaies des vésicatoires insensibles , la face d'un rouge pourpre.

Le 18 , la sueur continue , ainsi que les convulsions, la respiration devient très-difficile et le pouls à peine appréciable.

Le 19, mort à deux heures.

Autopsie cadavérique. Les méninges étaient toutes enflammées et leurs vaisseaux sanguins très-dilatés; la substance corticale du cerveau présentait la même altération. La face supérieure du cerveau était bombée ; les circonvolutions, aplaties, laissaient apercevoir une fluctuation produite par la sérosité épanchée dans les ventricules ; il y en avait à peu près quatre onces. Les autres cavités du corps ne furent point examinées. (*Extrait du Journal de Méd. Ch. Ph.*, tom. 14. — *Juillet* 1807.)

OBSERVATION VII.

Observation sur une hydropisie aiguë des ventricules du cerveau, par M. Ducasse fils, docteur en chirurgie à Toulouse, etc.

Un enfant mis au monde avec le secours du forceps eut la tête tellement contuse par cette instrument, qu'une partie de l'occipital s'exfolia. Guéri de cette maladie, il fut toujours d'une faible santé ; son intelligence fut assez précoce. Dans le courant de la sixième année, à la suite d'une diarrhée qui avait duré environ quinze jours, cet enfant éprouva des douleurs de tête qui se faisaient sentir plus particulièrement dans la région occipitale, et qui parurent un peu allégées par l'effet d'une infusion d'ipécacuanha ; mais les jours suivans, elles revinrent avec plus d'intensité, accompagnées de malaises, d'agitation et de plaintes continuelles. Le cinquième ou sixième jour de leur invasion, perte de connaissance, immobilité des yeux avec dilatation des pupilles, légers mouvemens convulsifs des lèvres, démangeaison au nez.

Les septième et huitième jours, assoupissement interrompu par quelques momens d'agitation et des cris plaintifs; faiblesse remarquable du membre supérieur droit; bouche légèrement déviée à gauche.

Le neuvième jour, mouvemens convulsifs affectant surtout le côté gauche; sueurs fétides, abondantes à la tête, pouls petit, fréquent, sautillant.

On employa en vain, dès le commencement de la maladie, les boissons stimulantes et antispasmodiques, les lavemens irritans, les sinapismes et les vésicans sur la tête et à la plante des pieds, le muriate de mercure doux à l'intérieur, et les frictions avec l'onguent mercuriel. Tous ces moyens ne purent empêcher la terminaison funeste de cette maladie, qui eut lieu le treizième ou quatorzième jour de son invasion.

A l'ouverture du crâne on trouva : 1° deux ou trois onces de sérosité dans la grande cavité de l'arachnoïde sans aucune trace d'inflammation de cette membrane; 2° vingt-quatre onces de sérosité de même nature dans les ventricules latéraux ; le gauche en contenait plus que le droit. La cloison était dans une parfaite intégrité ; les viscères thoraciques et abdominaux étaient dans l'état sain. (*Recueil périodique de la Société de médecine de Paris ; cahier d'août* 1809.)

Nota. — Il est à présumer qu'il y a erreur dans l'évaluation de la quantité de sérosité épanchée dans les ventricules latéraux, car il est difficile de supposer qu'il se soit opéré dans l'espace de quinze jours une dilatation assez considérable pour contenir vingt-quatre onces de liquide. L'auteur aura fait sans doute une évaluation inexacte sans la vérifier, ou bien il aura laissé subsister une faute d'impression ; mais l'erreur même commise en évaluant la quantité du liquide épanché donne à penser qu'elle était très-considérable.

OBSERVATION VIII.

Observation sur une hydropisie aiguë du cerveau suivie d'épanchement entre l'arachnoïde et la pie-mère., par M. Breschet, actuellement chef des travaux anatomiques de la Faculté de médecine de Paris.

Mlle L. D. âgée de 10 ans, d'une constitution délicate offrant tous les caractères de la diathèse scrofuleuse, contracta un rhume le 18 janvier 1813, ce rhume se compliqua d'un embarras gastrique ; M. Breschet administra douze grains d'ipécacuanha et le lendemain un léger purgatif. Trois jours après la jeune personne, paraissant bien rétablie, eut, à la suite d'un repas, des mouvemens convulsifs, perdit connaissance et offrit ensuite les symptômes suivans : la face était décolorée, les paupières entr'ouvertes, les yeux contournés, les pupilles dilatées et ne se contractant point à l'approche d'une bougie allumée. La déglutition

étaitfacile, le pouls fréquent, petit et irrégulier, etc.
M. Breschet ne put méconnaître, à ces signes, une
affection cérébrale. M. le professeur Dupuytren,
appelé en consultation pensa qu'il y avait un épanchement séreux dans le cerveau et porta un pronostic fâcheux; on appliqua des sangsues au col, des
sinapismes aux pieds, des vésicatoires aux jambes
presque simultanément, mais tous les secours furent inutiles et la jeune personne mourut le lendemain après *quarante heures seulement* de maladie.

A l'ouverture du corps, on trouva un épanchement séreux extrêmement considérable entre les
membranes arachnoïde et la pie-mère ; à chaque
coup de scalpel qu'on donnait, on voyait ruisseler
une sérosité abondante ; l'épanchement était moindre dans les ventricules du cerveau, quoiqu'il
fût pourtant très-considérable, surtout du côté
gauche. Le cerveau et les méninges, ajoute M. Breschet, *n'offraient aucune trace d'inflammation ;* il
pense d'ailleurs que cette collection de sérosité qui
s'était effectuée avec une effrayante rapidité (4o
heures) était le résultat d'une hydropisie aiguë
du tissu cellulaire situé entre l'arachnoïde et la
pie-mère, idée vraiment lumineuse qui peut dans
beaucoup de cas servir à expliquer l'épanchement
d'une manière plus satisfaisante que l'irritation et
l'inflammation des vaisseaux exhalans.

Cette observation est extraite du *Journal général
de médecine*, tome 5o, page 437. (1813.)

Observations recueillies par l'auteur à l'hôpital des
Enfans malades, en 1813.

OBSERVATION IX.

Kaoffmann (Aimée) agée de trois ans et demi,
régulièrement conformée, mais d'une faible constitution et d'une taille très-élevée relativement à
son âge, habite Paris où elle est née. Cet enfant
faisait, par les saillies d'un esprit précoce, les dé-
lices de ses parens : elle avait toujours joui d'une
bonne santé. Le 14 octobre 1813, elle vomit spontanément des matières verdâtres, ce vomissement
se renouvela plusieurs fois par jour jusqu'au 24
du même mois, et fut à chaque fois suivi d'a-
battement, de faiblesse, d'un assoupissement
presque continuel ; il y avait aussi de la fièvre avec
des paroxismes irréguliers sans délire et sans agitation.

Depuis l'invasion de la maladie, l'enfant éprouve
de là constipation, se plaint souvent de la tête ;
elle pousse par intervalle des cris aigus, éprouve fréquemment des mouvemens convulsifs dans les
yeux. Mais les facultés intellectuelles ont toujours
été intactes, Aimée répondait juste quoique difficilement aux questions qu'on lui faisait.

Le 24 octobre, onzième jour présumé de la maladie, la petite malade était dans l'état suivant :

Elle était couchée en supination, le tronc immobile et la tête renversée en arrière, la face était altérée, les paupières pesantes et presque toujours closes, la pupille dilatée et mobile, les yeux tournés en haut, les facultés intellectuelles intactes. Aimée se plaignait d'une forte douleur à l'occiput, l'assoupissement était presque continuel mais peu intense ; le pouls, faible, irrégulier, battait quatre-vingts fois par minute ; la respiration, inégale, lente et pénible, s'exécutait treize fois par minute ; la langue était couverte d'un enduit jaunâtre et la constipation persistait.

Traitement. Limonade sulfurique, décoction de racine d'aunée avec l'éther nitrique pour boisson ; pédiluves, sinapismes, lavemens.

A deux heures de l'après-midi, paroxismes avec quelques mouvemens convulsifs, des cris aigus et une grande douleur de tête où la malade porte sans cesse la main.

Le 25, douzième jour, Aimée a passé la nuit dans le même état ; elle n'a cessé de pousser des cris aigus ; les yeux ont des axes différens, et avec le reste de la face un rapport qui indique un état fâcheux.

Traitement. Limonade sulfurique avec liqueur d'Hoffmann, émétique un demi-grain dans quatre onces d'eau ; lavement avec deux gros de séné, pédiluves sinapisés, deux vésicatoires derrière les oreilles et le long du cou, application de glace sur la tête.

A deux heures, paroxisme très-fort ; Aimée pousse des cris le reste du jour, perd l'usage des sens et des facultés intellectuelles, et paraît dans un état très-fâcheux.

Le 26, treizième jour, rémission générale de tous les symptômes, excepté le pouls qui est très-irrégulier et donne cent quarante pulsations par minute, bâillemens fréquens, refus de répondre quoique la malade paraisse entendre.

Traitement. Tisane d'orge avec oximel scillitique, sinapismes aux jambes, glace sur la tête (*bis*), frictions avec l'éther sulfurique.

Le 27, quatorzième jour, les pupilles sont dilatées, immobiles, l'assoupissement profond, le pouls petit, irrégulier, d'une fréquence extrême ; les yeux saillans, strabites, demi-ouverts, la tête abandonnée à son propre poids, les urines involontaires.

Traitement. Vésicatoire sur la colonne vertébrale.

Le 28, quinzième jour, la malade n'a cessé de pousser des cris pendant toute la nuit ; les facultés intellectuelles, jusqu'alors presque intactes, sont très-affaiblies ; la chaleur de la peau est au-dessous de la température naturelle, le pouls misérable, inappréciable.

Le 29, seizième jour, la face est profondément

altérée, les facultés intellectuelles très-obtuses mais non abolies, l'assoupissement extrême, les yeux strabites et demi-ouverts, les cris perçans et continus.

Pendant la nuit, extinction graduée de toutes les fonctions extérieures et intérieures; mort à deux heures du matin.

Ouverture cadavérique.

Les membranes cérébrales étaient tendues, la dure-mère très-sèche, le cerveau saillant et ses circonvolutions effacées; tous les ventricules cérébraux étaient énormément distendus, et contenaient au moins huit onces de sérosité limpide; à la base du cerveau, entre le concours des nerfs optiques et la protubérance cérébrale, on remarquait quelques traces d'inflammation, quelques points recouverts par une exsudation gélatineuse qui se prolongeait irrégulièrement jusque dans la scissure de Silvius; le foie et le diaphragme parurent d'une sécheresse remarquable.

OBSERVATION X.

Blouin (Joséphine), âgée de quatorze ans, d'une très-forte constitution, dont le corps a acquis en peu de temps un accroissement rapide et peu ordinaire, habite la chapelle St.-Denis, où elle se livre à des travaux pénibles et au-dessus de son âge;

elle portait souvent de lourds fardeaux sur la tête.

Le 24 septembre 1813, après avoir fait une assez longue route avec un fardeau sur la tête, elle se sentit indisposée et s'alita le lendemain : les principaux symptômes de l'affection qu'elle éprouva furent une forte céphalalgie, de l'assoupissement, de l'agitation et des cris , accompagnés de fièvre et de constipation.

Le 9 octobre, entrée à l'hôpital; pendant la nuit loquacité et assoupissement par intervalles.

Le 10, coucher adynamique, tête renversée en arrière , face profondément altérée, pupilles dilatées ; mobiles; yeux fermés , immobilité presque complète du tronc, mouvemens désordonnés des mains, facultés intellectuelles presque abolies, assoupissement, insensibilité aux pincemens les plus forts ; pouls rare, donnant soixante pulsations par minute, naturel pour la force ; déglutition très-difficile, répugnance à boire, constipation, urines involontaires.

Traitement. Limonade sulfurique, décoction de quinquina pour boisson ; potion avec camphre et liqueur d'Hoffmann; deux demi-lavemens de quinquina camphré , deux vésicatoires aux jambes, sinapismes aux pieds.

Le soir, la malade a recouvré en partie l'audition ; les yeux sont moins fixes, mais l'assoupissement plus fort; sinapismes aux genoux.

Le 11, la malade a passé la nuit dans un assoupissement profond; elle a poussé quelques cris, et a éprouvé des convulsions partielles dans les bras; la sensibilité s'est un peu rétablie. A onze heures du matin, on administre un bain froid, de quinze minutes, à dix-huit degrés. Le pouls, qui battait quatre-vingt-douze fois par minute avant l'administration du bain, s'est concentré, ralenti, et est devenu presque inappréciable. Après le bain, suivi de deux affusions froides, les yeux sont restés ouverts, l'audition était plus facile, la sensibilité moins obtuse; le pouls a été fort long-temps à se rétablir, et la chaleur est restée quelque temps au-dessous du degré de température ordinaire. A trois heures, le pouls battait à peine soixante fois par minute; le coma était profond, la sensibilité et la mobilité nulles, les pupilles dilatées, immobiles; un second bain froid de quinze minutes est administré à la température de dix-sept degrés.

L'effet de ce bain fut presque nul; on eut beaucoup de peine à réchauffer la malade; à sept heures du soir son état était des plus fâcheux; sa chaleur se trouvait au-dessous de son degré normal, le coma était profond, l'insensibilité et l'immobilité complètes; le pouls petit, misérable, battait quarante ou cinquante fois par minute.

On applique deux vésicatoires derrière les oreilles, deux sinapismes aux cuisses, deux cataplasmes chauds aux pieds.

Le 12, même état.

Traitement. Lavement avec six gros de sulfate de soude , potion avec trois grains d'émétique dans six onces d'eau , deux sangsues à chaque narine. La mort arriva avant qu'on eût tenté la plupart de ces derniers moyens.

Ouverture cadavérique.

Le crâne était petit relativement au reste du corps, les membranes cérébrales étaient distendues , les circonvolutions cérébrales effacées , les ventricules du cerveau considérablement dilatées , contenant à peu près huit à dix onces de sérosité limpide ; une fausse membrane large d'un pouce occupait le devant du concours des nerfs optiques et s'étendait transversalement à droite jusque dans la scissure de Sylvius.

OBSERVATION XI.

Marin (Louise) , âgée de dix ans, d'une bonne constitution , cheveux bruns, habite Paris ; elle entra à l'hôpital des Enfans le 21 juillet 1813 ; elle était malade depuis quinze jours ; elle avait une fièvre continue, avec des paroxismes. Le soir, perte d'appétit, soif vive , douleur à l'épigastre , lassitudes spontanées, nausées , vomissemens, etc. Pendant les premiers jours de son séjour à l'hôpital, Louise eut une fièvre aiguë, accompagnée de beaucoup d'assoupissement ; le pouls était

d'une fréquence extrême, il y avait constipation ;
la petite malade était d'une humeur triste et repoussante, la pupille était dilatée et à peine mobile ; la face présentait cet ensemble particulier,
signalé par Odier, qui frappe les praticiens ac-
coutumés à observer l'hydrocéphale aiguë, et
qui suffit, avec les symptômes déjà énumérés,
pour faire penser au médecin de l'hôpital que
Louise était atteinte de cette maladie.

Traitement. Décoction de racine d'aunée,
avec oxymel scillitique, limonade sulfurique,
données alternativement pour boisson ; émulsion
avec camphre et liqueur d'Hoffmann, pédiluves
avec l'acide muriatique, vésicatoire à la nuque.

Le 1ᵉʳ août, la malade présentait une figure
triste, était d'une humeur repoussante, jetait
fréquemment de ces cris caractéristiques que
M. Coindet a appelés *hydrencéphaliques ;* la pupille
était dilatée, les yeux saillans et fixes ; il y avait
de l'insomnie, de l'assoupissement, le pouls était
faible, mou et peu fréquent, et cependant la
respiration plus précipitée que dans l'état normal.

Traitement. Même boisson, même émulsion,
pédiluves muriatiques, et sinapismes aux pieds.

Le 5 août, depuis cinq jours l'état de Louise
a peu varié, et il paraît maintenant un peu meilleur ; elle a toujours de la tristesse ; elle refuse de
parler à ceux qui l'entourent et la questionnent,
la dilatation de la pupille augmente ; il y a tou-

jours de l'assoupissement par intervalle ; la tête est douloureuse, renversée en arrière, et si pesante que la malade ne peut la soutenir ; l'amaigrissement est considérable.

Le 10, le changement favorable se soutient ; la dilatation de la pupille diminue, la malade devient plus traitable.

Le 14, la pupille reprend sa dilatation normale, Louise dort quelques heures, mais ne reprend point son embonpoint.

Le 22, la convalescence est toujours lente, la maigreur toujours considérable, le pouls fréquent, et il y a quelquefois le soir un petit redoublement de fièvre.

Le 28, la malade est en pleine convalescence, elle a repris de l'embonpoint, etc. Les pupilles sont encore un peu dilatées, mais mobiles.

OBSERVATION XII.

Doleuse (Joséphine), âgée de deux ans, entra à l'hôpital des Enfans le 2 août 1813. Depuis quelques jours, au rapport de ses parens, elle était atteinte d'une fièvre continue qui avait produit un amaigrissement rapide. La face était profondément altérée, la pupille dilatée, immobile ; Joséphine poussait presque continuellement des cris aigus, et, dans les intervalles de ces cris, était très-assoupie ; répondant avec difficulté, et

des signes évidens de mauvaise humeur et de mé-
contentement.

Elle mourut après deux jours d'une agonie
presque continuelle, ne donnant des signes d'existence que par les cris qu'elle poussait fréquemment.

Ouverture cadavérique.

Le cadavre se trouvait réduit au dernier degré
de marasme. Le cerveau était saillant et bombé
supérieurement, et ne présentait d'ailleurs nulle
trace d'inflammation ; la substance cérébrale avait
beaucoup de cohésion et résistait fortement à la
traction ; tous les ventricules cérébraux étaient
dilatés, l'arachnoïde qui les tapissait paraissait
épaissie ; sans offrir aucune trace d'inflammation
récente, elle était adhérente à la substance cérébrale, et formait une espèce de doublure aux ventricules, qui renfermaient plus de huit onces de
sérosité limpide et incolore.

OBSERVATION XIII.

Fisch (Pauline), âgée de cinq ans, cheveux
blonds, entra à l'hôpital des Enfans le 14 novembre 1813 : elle avait fait, deux mois avant, une
chute sur la tête ; depuis quinze jours elle avait
une fièvre continuë, éprouvait des nausées, de la
céphalalgie, avait du dévoiement ; elle eut aussi,
pendant cet intervalle, une angine de courte du-

rée : cette angine guérit, mais la petite malade tomba dans l'amaigrissement, elle devint triste, d'une humeur acariâtre; la figure était morne, la pupille dilatée, avec des oscillations convulsives à l'aspect d'une bougie allumée; le pouls était fréquent, petit; les selles fréquentes et fétides. Pauline poussait des cris perçans le jour et la nuit, avait des alternatives de somnolence et de mauvaise humeur extraordinaires; il était impossible de la toucher; les cris qu'elle poussait fixaient surtout l'attention par leur force et leur fréquence. Elle succomba le 27 novembre, malgré tous les moyens mis en usage dans les observations précédentes.

Ouverture cadavérique.

Il y avait une quantité assez considérable de sérosité entre l'arachnoïde et la pie-mère; la première de ces membranes était plus opaque et plus épaisse que dans l'état naturel à la partie supérieure seulement, où elle adhérait au cerveau en quelques points; il y avait au moins quatre onces de sérosité dans les ventricules latéraux; la substance cérébrale était ferme et résistait à une forte traction.

Hydroméningites.

OBSERVATION XIV.

Une fille âgée de dix ans, d'une faible consti-

tution, sujette aux hémoptisies, atteinte de scrophules, fut prise, le 9 août 1813, de plusieurs
vomissemens spontanés; ces vomissemens persis-
tèrent pendant deux jours, malgré l'administration réitérée d'une potion de Rivière.

Le 11 août, jour de son entrée à l'hôpital, la
malade fut agitée ; pendant la nuit suivante, sa
raison se troubla; il y eut quelques mouvemens
convulsifs. La face était stupide, les paupières
demi-fermées, la pupille immobile; il y avait une
sorte de trismus, des grincemens de dents, de
l'aphonie; la malade repoussait tous ceux qui
l'approchaient, se plaignait beaucoup, poussait
des cris aigus par intervalle; la sensibilité était
très-émoussée, le pouls peu fréquent, mais dur
et plein; constipation.

Traitement. Décoction de racine d'aunée avec
l'oxymel scillitique, potion camphrée avec deux
grains de musc; vésicatoire à la nuque, bains de
pieds avec l'acide muriatique; glace sur la tête,
le soir.

Les mouvemens convulsifs et les grincemens de
dents disparurent; mais il se manifesta de l'assoupissement.

Le 12, quatrième jour de la maladie, rémission
générale, la malade semble entendre, mais ne peut
pas répondre.

Même traitement, avec addition d'un lavement
de quinquina camphré.

Le 13, cinquième jour, mouvemens convulsifs, perte totale de connaissance, suivie d'un assoupissement profond et de cris perçans à de longs intervalles.

Traitement. Deux vésicatoires aux cuisses.

Le 14, sixième jour, assoupissement toujours profond, pouls fréquent et faible, face décomposée, bouche ouverte, carphologie, toujours constipation.

Traitement. Sinapisme, séton profond à la nuque.

Le 15, septième jour, même état.

Le 16, huitième jour, la malade tombe dans l'adynamie; le pouls, fréquent et faible, bat cent vingt fois par minute; la langue est sèche et brune, les dents fuligineuses, les selles involontaires : la malade fait entendre des cris perçans pendant la nuit; elle entend, montre sa langue, mais ne peut parler.

Le 17, neuvième jour, mouvemens convulsifs dans les bras.

Le 18, mort.

Ouverture cadavérique.

L'arachnoïde qui recouvrait la face supérieure du cerveau était rouge, injectée de sang, le cerveau bombé, et ses circonvolutions effacées. Une quantité considérable de sérosité remplissait tous

les ventricules, dont la capacité était très-aug-
mentée; ce liquide était blanchâtre, contenait des
flocons de débris filamenteux; la surface interne
des ventricules était tapissée par une couche gri-
sâtre qui s'enlevait comme une fausse membrane.
La base du cerveau offrait une fausse membrane
verdâtre, comme gélatineuse, très-épaisse, résis-
tant à la traction : cette fausse membrane corres-
pondait à l'espace qui sépare la protubérance cérébrale de l'entre-croisement des nerfs optiques :
l'arachnoïde qui recouvrait le reste de la partie
inférieure du cerveau était épaissie.

OBSERVATION XV.

L'enfant S... agé de 11 mois, allaité par sa mère
s'était bien porté jusqu'au 12 mars 1813. Il éprouva,
dans la nuit du 11 au 12, de l'agitation, de la chaleur
à la peau. Dans la matinée il s'assoupit; le visage
était rouge, les yeux entr'ouverts et brillans, le
pouls fréquent, tendu; il y avait de légers soubresauts dans les tendons. Cependant l'enfant n'avait
pas cessé de prendre le sein; la respiration était naturelle, le ventre libre, point de nausées ni de
vomissemens. Il existait toutefois de l'assoupissement et des signes d'excitation cérébrale, qui
donnaient des craintes; en conséquence, on prescrivit l'application de quatre sangsues aux tempes,
des sinapismes et une solution de tartre stibié.

Le soir, à huit heures, le pouls était très-fréquent, l'enfant avait vomi après les premières doses de tartre stibié; il y avait eu quelques selles verdâtres, mais l'enfant était toujours assoupi. On appliqua quatre nouvelles sangsues (deux seulement avaient été appliquées), et on continua la solution de tartre stibié; l'enfant prit plusieurs fois le sein dans la journée; le 13, la nuit fut très-mauvaise; vomissemens répétés (provoqués par l'émétique), soubresauts, mouvemens convulsifs.

A onze heures du matin, le malade paraît plus calme, le pouls est régulier et offre 112 pulsations par minute; langue nette, humide, ventre souple, respiration gênée, seulement par intervalles excrétions alvines poracées.

Consultation avec M. Odier. L'amélioration apparente des symptômes fit présumer que l'affection cérébrale était dissipée, et que les derniers mouvemens convulsifs n'étaient que le résultat de l'irritation sympathique des intestins ; on prescrivit, en conséquence, une mixture anti-spasmodique, composée de poudre de guttette, de fleurs de zinc, d'yeux d'écrevisse, dans de l'eau de fleurs de tilleul et de muguet.

Dans l'après-midi, nouvelle attaque de convulsion; mort à quatre heures.

Ouverture cadavérique.

Tête. Entre l'arachnoïde et la pie-mère épanchement très-considérable (surtout sur l'hémisphère gauche) de matière gélatineuse. L'arachnoïde était épaissie, opaque ; les vaisseaux sanguins de la surface du cerveau pleins de sang ; épanchement gélatineux dans les ventricules latéraux ; plus considérable dans le ventricule droit.

La surface du cervelet était également recouverte de cette humeur.

Les autres cavités ne présentaient rien de remarquable.

OBSERVATION XVI.

L'enfant R....., âgé de 25 mois, d'une forte constitution et d'une intelligence précoce, éprouvait le malaise ordinaire de la dentition, lorsqu'il fut pris d'insomnie et d'agitation pendant la nuit.

Le lendemain il paraissait mieux, mais il était assoupi ; et, pendant cet état apparent de sommeil, ses yeux se contournaient dans l'orbite : éveillé, il était inquiet, triste, chagrin, irascible.

Traitement. Sangsues aux tempes et à l'anus ; vésicatoire à la nuque ; mixture composée de fleurs de zinc, de succin et de liqueur de corne de cerf.

Cinquième jour, même état. D'après une consultation avec le docteur Vieusseux, on fit pren-

10

dre au malade le mercure noir d'Hahnemann
(deux grains toutes les deux heures); on avait le
double but d'agir sur les intestins et les gencives,
et d'opérer, par là, une contre-irritation ou une
révulsion salutaire.

Septième jour. Vives coliques (le malade avait
pris dix-huit grains de mercure dans l'espace de
24 heures); la tête paraît très-soulagée; l'enfant,
qui n'avait pas eu un instant de tranquillité depuis
quatre jours, reprit son état calme et son caractère
habituel; il joua pendant plusieurs heures de
suite; le pouls était souple et battait cent fois par
minute.

Traitement. — Émulsion huileuse; demi-bain;
suspension du mercure.

Huitième jour. Ayant lieu de craindre que la
rémission des symptômes d'affection cérébrale
ne fût qu'instantanée et illusoire, on fit renouveler le vésicatoire de la tête, et reprendre l'usage
de la mixture anti-spasmodique.

Neuvième jour. Symptômes aggravés, cris aigus, pouls très-vite, assoupissement, respiration
accélérée, haletante. On donne de nouveau le
mercure.

Le soir, sommeil profond. Mort le dixième jour.

Ouverture du cadavre.

Tête. Le crâne étant scié circulairement, ce ne

fut qu'avec de grands efforts qu'on parvint à le détacher de la dure-mère, tant était forte l'adhérence de cette membrane. La surface du cerveau était couverte d'une couche épaisse et gélatineuse. Les quatre ventricules étaient pleins de sérosité limpide. Le tissu cérébral était d'une consistance extrêmement ferme.

Poitrine. Viscères dans l'état sain.

Abdomen. Les intestins étaient de couleur naturelle, excepté l'iléon, qui, dans une petite portion de son étendue, était plus rouge que le reste du tube digestif.

Extrait de l'ouvrage de M. Matthey de Genève, intitulé : Mémoire sur l'Hydrocéphale ou Hydropisie du cerveau.

OBSERVATION XVII.

Arrouard (Thérèse), âgée de onze ans et demi, entra, pour la seconde fois, à l'hôpital des Enfans, le 5 octobre 1824; pendant les quatre jours qu'elle y était restée le mois précédent, on avait reconnu chez cette jeune fille une pneumonie chronique du côté gauche; douze sangsues et un vésicatoire avaient été appliqués sur ce côté. Les parens de la malade l'ayant retirée, on ne put observer les effets de ces moyens; mais ils ne tardèrent pas à la ramener dans un état de maigreur extrême, avec les symptômes d'une affection catarrhale des poumons, et du dévoiement; on lui appliqua un vésicatoire au bras et on la mit à l'usage des mucilagineux.

Jusqu'au 10 on n'observa rien de bien remar-quable, mais à cette époque le pouls s'éleva à 120 pulsations par minute; la malade vomit des ma-tières bilieuses (diète).

Le 11, céphalalgie sus-orbitaire à droite, pouls irrégulier, un peu moins fréquent. (Même trai-tement.)

Le 12, somnolence, abattement, peau très-chaude, face colorée, pouls peu développé (125 pulsations); la malade accuse une douleur fron-tale, et paraît fatiguée par les questions qu'on lui fait; elle fuit la lumière; la respiration est irré-gulière, et de loin en loin suspirieuse. La toux augmente la douleur de tête, l'épigastre est sen-sible à la pression; il y a de la constipation.

Traitement. Hydromel, julep gommé, dix sang-sues sur l'épigastre, cataplasme émollient, sina-pisme aux pieds; le sang coule assez abondam-ment; le soir, la céphalalgie est beaucoup moins forte; nuit calme.

Le 13, réponses justes et faciles, point de dou-leur de tête, pouls à 115 pulsations.

Traitement. Hydromel, looch blanc, pédiluve sinapisé.

Le 14, la somnolence reparaît ainsi que la dou-

leur de tête; nausées, fréquence du pouls, évacuations.

Traitement. Solution de gomme arabique, douze
sangsues sur l'abdomen, sinapismes mitigés aux
pieds.

Le 15, mêmes symptômes ; injection forte des
conjonctives, vive sensibilité des yeux à la lumière;
peau très-rouge, grande irascibilité et extrême
sensibilité des tégumens.

Traitement. Deux vésicatoires aux jambes.

Le 16, respiration irrégulière, pouls petit (115
pulsations).

Le 17, les symptômes s'aggravent; l'enfant
pousse des cris aigus dès qu'on le touche, les pupilles sont très-dilatées, les cornées comme ra-
mollies; collapsus, diminution de la sensibilité;
agitation pendant la nuit.

Le 18, même état ; on fait suppurer le vésicatoire.

Le 19, raideur des membres supérieurs; l'affaiblissement augmente et la malade s'éteint sans
couvulsion, à deux heures de l'après-midi, le
dixième jour de la maladie.

Examen du cadavre vingt heures après la mort.

Émaciation considérable; l'arachnoïde est entièrement sèche, les circonvolutions cérébrales sont
également déprimées des deux côtés. Vers la partie

moyenne de l'hémisphère droit et le long des principaux vaisseaux des membranes on aperçoit de petites plaques jaunâtres, formées par du pus infiltré dans le tissu sous-arachnoïdien; le cerveau est injecté et ferme; on sent une fluctuation profonde dans l'hémisphère gauche; le ventricule ouvert, il s'en écoule cinq onces de sérosité limpide qui proviennent en partie du ventricule opposé, car ces ventricules communiquent entre eux et avec le troisième. La cloison, la commissure des couches optiques et les piliers antérieurs sont ramollis, fortement pointillés de rouge. A la base du cerveau existe une infiltration gélatiniforme et purulente du tissu sous-arachnoïdien, qui occupe la partie moyenne des scissures de Sylvius; dans tous ces points les membranes sont épaissies, opaques et granulées ; le mésocéphale, le cervelet et le prolongement rachidien, sont parfaitement sains.

La plèvre est adhérente à gauche, le poumon du même côté est hépatisé inférieurement; de plus, il contient ainsi que le droit beaucoup de tubercules miliaires. La membrane muqueuse des intestins est ramollie dans quelques points et fortement injectée dans d'autres.

OBSERVATION XVIII.

Perlet (Marie) agée de 11 ans, d'une faible constitution, fut apportée à l'hôpital le 13 novembre

1824; ses parens nous dirent qu'elle avait été prise, quinze jours auparavant, de vomissemens bilieux et de douleurs de tête très fortes, que dès lors elle n'avait pas été à la selle, et leur avait paru de plus en plus souffrante. Un médecin appelé avait fait appliquer quatorze sangsues à l'épigastre, avait mis Marie à la diète et à l'usage des boissons émollientes; nous la trouvâmes dans l'état suivant :

Pâleur de la face, collapsus, membres thoraciques raides et demi-fléchis, pupilles dilatées, oscillantes; yeux dirigés en haut; pouls fréquent et presque insensible; respiration inégale, irrégulière, suspirieuse. Les prodromes et l'état actuel de la malade ne permettaient pas de méconnaître une inflammation des membranes du cerveau lui-même; on fit appliquer des sinapismes aux jambes et aux cuisses.

A trois heures du soir, le pouls étant plus développé, et la peau plus chaude, on appliqua dix sangsues derrière les oreilles. Le sang coula abondamment sans produire aucun soulagement.

Le 14, l'affaissement est un peu moins considérable, la malade pousse des cris aigus aussitôt qu'on la touche; le pouls donne cent trente pulsations par minute, la respiration est irrégulière, la langue rouge, les lèvres sèches, la sensibilité des tégumens ne permet pas de juger de l'état du ventre; constipation opiniâtre.

Traitement. Hydromel, dix sangsues derrière les

oreilles, deux vésicatoires aux jambes, lavement miellé. Calme dans la soirée, mais forte agitation pendant la nuit.

Le 15, la malade entend ce qu'on lui dit, mais répond par signe; d'ailleurs même état que la veille.

Traitement. Hydromel, huit sangsues derrière les oreilles, moxa sur l'occiput. Le sang coule abondamment; la malade pâlit, mais continue à témoigner la même sensibilité au moindre contact.

A deux heures on applique le moxa.

Le soir, calme, pouls régulier, à quatre vingt-dix pulsations; respiration presque naturelle; dans la nuit l'agitation reparaît.

Le 16, prostration, grincemens de dents, et exacerbation des autres symptômes : sinapismes aux pieds, nouvelle exacerbation pendant la nuit, cris, délire.

Le 17, respiration plaintive, râlante, déglutition impossible, cornées recouvertes d'une couche albumineuse, résolution complète des membres; mort à deux heures.

Examen du cadavre quarante quatre heures après la mort.

Dure-mère très-tendue sur le cerveau, arachnoïde cérébrale sèche, circonvolutions déprimées; membranes accolées, amincies, adhérentes aux deux hémisphères ; tissu sous-arachnoïdien très-injecté, ventricules latéraux dilatés et contenant à peu près quatre onces de sérosité. Le septum lucidum et la partie postérieure de la voute sont ramollis à la partie postérieure du ventricule droit ; on trouve une vive injection de la substance blanche, qui est comme sablée et ramollie. Il y a aussi quelques traces de ramollissement dans les parois du ventricule, infiltration séro-purulente dans le tissu sous-arachnoïdien de la base du cerveau, surtout en arrière de l'entre-croisement des nerfs optiques et vers les scissures ; dans ces divers points les membranes sont épaissies, luisantes et s'enlèvent avec une grande facilité.

Tous les autres organes splanchniques sont parfaitement sains.

OBSERVATION XIX.

Hydroméningite publiée par M. Fallot, de Namur, sous le titre de *Cas de guérison d'une hydrocéphale interne.*

Le 26 décembre 1820, M. B... alla faire une promenade avec sa fille âgée de huit ans ; le temps était froid et le vent du nord soufflait avec impétuosité ; l'enfant souffrit beaucoup du froid, se plaignit en rentrant de frissons, de céphalalgie, de lassitude, et ne voulut pas souper. Le lendemain, elle était encore triste, capricieuse, de mauvaise humeur et se plaignait de temps en temps de la tête.

Le 1er janvier 1821, la malade vomit des ali-mens; et depuis ce jour jusqu'au 4 elle resta dans un état de langueur et de malaise qui, ne présen-tant pas un caractère évident de maladie, ne sem-bla pas aux parens exiger les secours de l'art; l'en-fant était triste, se montrait indifférente aux jeux de son âge comme aux caresses de ses parens, elle se plaignait par intervalle de maux de tête, et mai-grissait d'une manière sensible.

Le 4, elle vomit encore des alimens et des ma-tières muqueuses, et se plaignit de nouveau de la tête. Ce fut alors que M. Fallot fut appelé; il la trouva couchée et éprouvant, au moindre mouve-ment, des nausées et des envies de vomir; la face était injectée; les yeux fatigués, les paupières pres-que toujours closes; la malade ne les ouvrait qu'avec répugnance, à cause de la sensation douloureuse que produisait la lumière. La langue était rouge, sèche et luisante comme si un vernis eût été étendu dessus; la peau était âpre et brûlante; le pouls, serré, petit, donnait quatre-vingts pulsations par minute; céphalalgie, constipation. On applique six sangsues derrière les oreilles, et on administre un bain tiède. Le soir le mal de tête persistant, quoi-qu'un peu diminué, on applique six autres sang-sues aux tempes; limonade tartarique, lavement avec deux gros de séné.

Le 5, nuit agitée et insomnie presque conti-nuelle pendant la nuit; aussitôt que la petite malade s'assoupit, elle se réveille en sursaut en jetant des cris ; éruption pourprée sur presque tout le corps ; le pouls reste fréquent, serré, la langue rouge, le lavement donné la veille n'a produit aucun effet; la petite malade continue à vomir aussitôt qu'elle fait quelque mouvement. (Six sangsues à l'épigastre, eau de gomme acidulée avec l'acide tartareux.)

Le soir, céphalalgie, qui de la nuque s'est transportée au dessus de l'œil et de la tempe du côté droit, et est devenue plus violente; cris plaintifs.

Le 8, l'éruption cutanée avait déjà parcouru ses périodes sans exercer aucune influence sur la marche de la maladie; la fièvre est toujours aussi forte, et a un paroxisme sur les deux heures de l'après-midi; l'enfant se plaint toujours de la tête, la mauvaise humeur est au comble, la malade repousse avec aigreur sa sœur, à la quelle elle est d'ordinaire fort attachée.

Le 9, l'état de la malade empire, le pouls est ralenti, irrégulier, la sensibilité des yeux est telle, que tout corps brillant, le reflet de la lumière sur les bords vernissés du lit, ou du vase qui contient la boisson, arrache à l'enfant des cris affreux; elle répète sans cesse : ah ! ma tête! maman, ma tête! Sinapismes aux pieds, un grain de calomel de trois heures en trois heures, boisson émétisée, application permanente de la glace sur la tête.

Le 12, point d'amélioration ; on applique un séton à la nuque, l'enfant témoigne à peine de la douleur, toutes ses facultés semblent absorbées par le mal de tête, qui demeure toujours fixé du côté droit ; il y a de l'assoupissement par intervalle, suivi de cris affreux. (*Calomel et digitale en poudre, dix grains matin et soir, tisane émétisée, forte infusion d'arnica par cuillerées.*)

Le 15, la malade a deux selles muqueuses verdâtres ; son urine, plus abondante, présente un nuage flottant ; le pouls est plus développé, plus régulier, cris moins perçans ; elle ne veut que de la bière pour boisson.

Dans la nuit du 16 au 17, anxiété, agitation, assoupissement suivi de cris aigus, mouvemens convulsifs, strabisme, dilatation de la pupille droite qui ne se contracte que faiblement à l'aspect d'une bougie allumée ; réponses justes quand on questionne la malade et qu'on la tire de l'assoupissement ; pouls petit, irrégulier, peau brûlante. On rase la tête, et à défaut de glace on y applique une dissolution d'hydrochlorate d'ammoniaque, de sulfate de soude et de nitrate de potasse, tandis que les extrémités inférieures sont plongées dans un bain chaud sinapisé ; on fait des frictions, avec un demi-gros d'onguent mercuriel, à la partie interne des cuisses, et l'on continue à administrer à l'intérieur le calomel associé à l'oxide d'antimoine hydrosulfuré orangé.

Le 18, on continue les mêmes moyens, et on y joint de la tisane émétisée pour boisson.

Le 19, rémission des symptômes, diarrhée verdâtre.

Le 21, l'amélioration se soutient, la fièvre diminue, les urines sont épaisses et sédimenteuses; quelques instans de sommeil; apparition d'un phlegmon à l'angle gauche de la mâchoire.

Le 1ᵉʳ février on ouvrit le phlegmon; il s'en écoula beaucoup de pus.

Le 4, il se manifesta un écoulement purulent aux deux oreilles.

Au commencement de mars, on fait suppurer le séton jusqu'à la cessation complète des douleurs de tête. La convalescence a été longue et pénible, mais l'enfant s'est parfaitement rétabli (1).

Hydrocéphales aiguës simples.

OBSERVATION XX.

E** (Ernest), âgé de quinze mois , bien constitué, mais ayant le crâne très-volumineux, avait été nourri à la campagne, sans éprouver de maladie grave; il fut sevré et ramené à Paris à treize mois, n'ayant encore que six dents : il faisait

---

(1) Extrait du Journal complémentaire, tome X.

l'admiration de ses parents par sa santé florissante et son intelligence précoce. Le 26 octobre 1821 il parut indisposé, et le lendemain il vomit ses alimens; il resta dans un état douteux de santé pendant sept jours; le huitième, un assoupissement assez prolongé donna de l'inquiétude aux parens, qui firent venir le docteur Hullin.

Ce médecin ne vit le petit malade que le lendemain, neuvième jour de l'invasion présumée de la maladie; il était dans l'état suivant : assoupissement, paupières closes, pupilles dilatées et peu mobiles, yeux ternes et recouverts d'une sorte de pellicule muqueuse, *facies* particulier que plusieurs auteurs ont assigné à l'hydrocéphale interne. M. Hullin crut reconnaître cette maladie, et la regardant comme très-grave, demanda une consultation. M. le docteur Sterling et moi fûmes mandés pour le lendemain (dixième jour de la maladie); les symptômes nous parurent à peu près les mêmes que la veille. Il s'y était joint un mouvement presque continuel de rotation de la tête, qui ne fit que nous confirmer dans le diagnostic porté par notre confrère; déjà plus de huit jours s'étaient écoulés, et, malgré le peu d'intensité des symptômes, nous portâmes un pronostic fâcheux.

On convint de faire appliquer de suite six sangsues sur la partie latérale du cou, et dans la soirée des sinapismes aux pieds, d'insister dans la suite sur les révulsifs , et plus tard de recourir au calomélas s'il y avait lieu. Le docteur Hullin continua à voir tous les jours le petit malade.

Les piqûres de sangsues saignèrent abondamment; l'enfant devint pâle et eut une syncope; les sinapismes ne produisirent aucun effet.

Le 6 novembre (onzième jour de la maladie) , l'assoupissement a disparu , et les pupilles sont devenues mobiles; des sinapismes, appliqués durant toute la nuit, ont à peine laissé quelques traces; il y a un mieux manifeste, mais le soir l'assoupissement revient , et les pupilles se dilatent de nouveau ; nouveaux sinapismes aux jambes, et vésicatoire à la nuque.

Le 7 (douzième jour), paroxisme le soir comme la veille; vésicatoire à une jambe, demi-once d'oximel scillitique dans une pinte de boisson.

Le 8 (treizième jour), une nouvelle consultation a lieu; les mêmes consultans sont réunis ; l'état du malade nous paraît empiré; il est presque continuellement assoupi, et l'assoupissement est de temps en temps interrompu par des cris aigus; mouvement de rotation de la tête, carphologie. Petite dose de calomélas et de digitale pourprée en poudre ; le premier paquet de cette composition est rejeté par le vomissement; il se manifeste de la toux et du dévoiement.

Le 9 (quatorzième jour), on renonce au calomel et à la digitale, repoussés par l'estomac ; on se borne à une infusion pectorale avec le sirop de gomme, et un looch blanc.

Le 10 et le 11 (quinzième et seizième jours), il y a eu beaucoup d'agitation ; l'enfant, souvent assoupi, se réveille pour pousser des cris aigus ; sa tête est toujours livrée au mouvement de rotation dont nous avons déjà parlé ; dévoiement continuel avec déjection de matières verdâtres (même traitement).

Le 12 (dix-septième jour), apparition d'une tumeur indolente, sans rougeur, à la partie supérieure du col, derrière la branche gauche de la mâchoire inférieure (même traitement).

Le 13 (dix-huitième jour), amélioration très-remarquable ; l'assoupissement a disparu et les pupilles sont redevenues mobiles ; le dévoiement a beaucoup diminué et les déjections sont jaunâtres. On trouve l'enfant si bien, que, sans l'aveu du médecin, on lui fait prendre un potage ; on le sort dans l'appartement, par un temps froid et humide ; le potage est rejeté, et le dévoiement reparaît avec une nouvelle intensité (diète sévère).

Les 14, 15, 16 et 17 novembre (dix-neuvième, vingtième, vingt-unième et vingt-deuxième jours de la maladie), les symptômes cérébraux ne se reproduisent pas ; mais l'enfant refuse des alimens qu'on veut lui donner à l'insu du médecin. La diarrhée augmente ; les mains, les pieds et les jambes s'infiltrent successivement. Le petit malade devient triste et s'affaiblit.

Le 18 (vingt-troisième jour), l'assoupissement reparaît; les yeux se flétrissent et se recouvrent de pellicules muqueuses; la tumeur du cou s'enflamme : on applique à sa partie la plus déclive un morceau de potasse caustique. Mélange de sirop de quinquina et de gomme par cuillerées.

Le 19 (vingt-quatrième jour), il s'écoule de la tumeur environ quatre cuillerées d'un pus blanc et consistant. Les symptômes s'aggravent ; l'amaigrissement fait de rapides progrès, et l'enfant refuse de prendre des médicamens.

Les 20 et 21 (vingt-cinq et vingt-sixième jours), face cadavéreuse, cris perçans et continus, langue fuligineuse, etc.

Le 22 (vingt-septième jour), mort.

Ouverture cadavérique.

Crâne très-volumineux et très-étendu d'avant en arrière ; les parois de cette cavité sont à peine sciées, avec les précautions ordinaires, qu'il s'écoule beaucoup de sérosité limpide, qui probablement s'était épanchée entre la pie-mère et l'arachnoïde; la partie supérieure et externe de cette membrane offrait quelques points légèrement épaissis avec des traces d'exsudation membrani-

forme qui paraissaient anciennes. A l'extérieur,
ainsi qu'à la base du cerveau, cet organe nous parut
parfaitement sain, ainsi que la membrane séreuse ; il n'y avait aucun vestige de congestion
sanguine. Le ventricule gauche était très-dilaté,
et ne contenait cependant qu'une petite quantité
de sérosité limpide. Le ventricule droit était af-
faissé sur lui-même. La masse du cerveau, coupée
par tranches minces, n'offrit aucune espèce d'altération ; il n'y avait point d'épanchement dans les
troisième et quatrième ventricules, mais on en
trouva beaucoup à la base du crâne et dans le
canal rachidien.

Les poumons étaient injectés à leur partie postérieure ; l'estomac et les intestins, ouverts et exa-
minés avec beaucoup d'attention, ne présentaient
aucune altération. Les reins contenaient plusieurs
petits calculs ; les autres viscères abdominaux parurent sains.

Nota. — Quoique l'enfant qui fait l'objet de
cette observation ait succombé, elle est cependant intéressante sous beaucoup de rapports : tout
semblait ici succéder à nos premiers efforts ; une
saignée copieuse, relativement à l'âge du sujet, et
l'emploi bien combiné des dérivatifs, suivis d'un
mouvement critique arrivé le dix-septième jour,
devaient faire espérer une prompte guérison ; mais
des alimens donnés en cachette, une imprudente
sortie par un temps humide, ont, on n'en peut dou-

ter, causé une rechute. Avec plus de ménagement
et de soins, l'enfant aurait pu guérir ; et l'ouverture du corps semble nous prouver qu'un insuccès
même peut être une preuve positive en faveur de la
possibilité de guérir l'hydrocéphale aiguë (car plusieurs médecins ont nié cette possibilité). En effet,
la dilatation considérable du ventricule gauche,
ne contenant cependant que peu de sérosité,
prouve que l'épanchement avait été beaucoup plus
considérable qu'on ne le trouva à la dissection du
cerveau. Ne peut-on pas croire, sans pousser
trop loin l'esprit d'interprétation, que l'application continue des révulsifs a déterminé la résorption d'une partie de l'épanchement qui produisait
l'assoupissement profond, disparu le dix-septième
jour, époque qui coïncide avec le développement de l'abcès du col.

OBSERVATION XXI.

O***, enfant de six ans, d'une faible constitution, cheveux blonds et teint pâle, avait beaucoup d'intelligence pour son âge; sa tête était
très-volumineuse, sa santé habituellement pré-
caire. Cet enfant était indisposé depuis deux ou
trois jours, et se plaignait du mal de tête. Lorsque je fus appelé pour le voir, le 15 février 1824,
il avait la peau très-chaude, le pouls fréquent,
les pupilles dilatées, la tête pesante et doulou-

reuse. Je lui fis de suite appliquer huit sangsues au col ; elles se remplirent promptement de sang , et leurs piqûres saignèrent abondamment pendant une partie de la journée.

Le 16, il y eut dans la matinée un soulagement momentané , mais un redoublement le soir avec une dilatation notable de la pupille.

Le 17, huit nouvelles sangsues furent appliquées au col ; on y joignit deux grains de calomel administrés à l'intérieur. L'enfant perdit beaucoup de sang pendant la nuit , et le sel mercuriel détermina plusieurs évacuations alvines.

Le 18, la céphalalgie parut diminuée, mais la dilatation de la pupille resta la même , ainsi que la fréquence du pouls. Les facultés intellectuelles étaient d'ailleurs intactes ; on continua le calomel en augmentant la dose.

Le 19, l'état du malade est le même ; il montre beaucoup de mauvaise humeur et de l'aversion pour sa mère, qu'il ne peut souffrir auprès de lui.

Même traitement; le calomel est porté à quatre grains.

Le 20, le petit malade est mieux ; mais j'augure mal de ce que la pupille reste toujours dilatée.

Le 21, l'amélioration se soutient ; et quoique la chaleur et la fièvre soient assez fortes, l'enfant ne demande jamais à boire. Cette singulière absence de la soif dure depuis le commencement de la maladie.

Le 23, le malade se plaint de nouveau de la tête; la fréquence du pouls redouble, la pupille s'élargit de plus en plus.

Deux grains de calomel toutes les trois heures. Potion avec la teinture de digitale, nitrate de potasse, et le sirop de cinq racines dites apéritives, vésicatoire à la nuque.

Le 25, il se manifeste de l'assoupissement; on irrite le vésicatoire, et l'on porte le calomel jusqu'à la dose de dix grains dans la journée; ce sel ne produit, contre l'ordinaire, aucune évacuation alvine.

Le 26, l'état du malade empire sensiblement; l'assoupissement augmente, il survient plusieurs exacerbations dans le courant du jour, la tête se renverse en arrière, et l'un des bras est par intervalle raide et contracté, les yeux sont livrés à quelques mouvemens irréguliers; l'enfant répond néanmoins aux questions qu'on lui fait.

Sinapismes aux pieds, glace sur la tête; demi-lavemens avec deux onces de quinquina en décoction dans deux livres d'eau; quelques cuillerées d'un vin généreux.

Le 27, la nuit précédente a été des plus orageuses; il y a des mouvemens convulsifs; on observe une rétraction dans un bras, tandis que l'autre est paralysé; les deux pupilles sont très-dilatées : celle du côté gauche est encore mobile à l'aspect d'une bougie allumée, tandis que la droite est tout-à-fait immobile; la cornée est re-couverte d'une couche glaireuse; coma, abolition des facultés intellectuelles; on continue les la-vemens de quinquina, les sinapismes et le vin.

La nuit du 27 au 28 se passe dans une alterna-tive de coma profond et d'exacerbations souvent accompagnées de mouvemens convulsifs.

L'enfant meurt à huit heures du matin.

Ouverture cadavérique.

Je fis l'ouverture du corps avec M. Clémen-ceau, docteur en médecine. J'annonçai que nous trouverions un épanchement considérable de sé-rosité dans les ventricules du cerveau, sans inflam-mation de ses membranes.

Le crâne était volumineux, les os durs et com-pactes, le diamètre antéro-postérieur de la tête avait au moins cinq pouces et demi, et sa circon-férence seize pouces. La calotte du crâne ayant été enlevée à l'aide de la scie, sans léser le cer-veau ni produire de commotion, nous trouvâmes la surface extérieure du cerveau très-bombée et légèrement injectée. La portion d'arachnoïde qui la recouvrait était transparente et sans aucune lésion de tissu. Le corps calleux faisait saillie entre les deux lobes cérébraux, et sa surface con-vexe faisait présumer qu'il y avait beaucoup de sérosité épanchée dans les ventricules latéraux; ils étaient en effet remplis d'un liquide séreux et limpide, qui les avait distendus ; leurs parois étaient d'ailleurs d'une blancheur éclatante, et la membrane qui les recouvrait n'était nullement perceptible à l'œil nu. Les autres ventricules, ainsi que la base du crâne, contenaient également beaucoup de sérosité; le cerveau et le cervelet, coupés par tranches minces, n'offrirent d'autre altération qu'une très-légère injection.

Les intestins étaient dans l'état naturel; il n'y avait à leur surface interne ni injection, ni épaississement, ni ulcération; seulement ils contenaient en divers endroits une sorte de liqueur épaisse et verdâtre, ressemblant à des épinards délayés dans de l'eau; la poitrine ne fut point ouverte.

OBSERVATION XXII.

Hydrocéphale aiguë. — Observation communiquée par M. Cruveilhier, professeur à la Faculté de Médecine de Paris.

L'enfant Basseler, âgé de deux ans et demi, vomissait depuis cinq ou six jours tout ce qu'il prenait, lorsque M. Cruveilhier fut appelé pour lui donner des soins le 18 mars 1822. Il avait beaucoup maigri, il était d'une humeur intraitable; il éprouvait une soif vive, de la constipation; son pouls était irrégulier, très-petit, sa respiration pénible et inégale.

Le 20, assoupissement qui alterne avec le vomissement, pouls un peu moins irrégulier. Lait pour tout aliment.

Le 21, la petite malade vomit encore, mais elle est moins abattue que les jours précédens et semble avoir recouvré sa gaîté. Bain bien chaud, lavement avec trois gouttes de laudanum.

Le 22, l'état de l'enfant a considérablement empiré ; l'assoupissement profond accompagné d'insensibilité ; les yeux sont à demi ouverts, insensibles à la lumière, et quelquefois livrés à des mouvemens convulsifs, pouls fréquent, respiration inégale, alternativement lente et précipitée, facultés intellectuelles entièrement abolies.

Prescription. — Deux vésicatoires aux jambes, potion avec addition de calomel. Sinapisme pour le soir.

Les 23 et 24, l'enfant a recouvré un moment sa connaissance, et la peau sa sensibilité, mais les yeux sont ternes et les pupilles dilatées ; le pouls très-petit et très-fréquent, la respiration tantôt lente, tantôt précipitée et régulière dans ses variations. L'enfant se plaint quelquefois, et crie à voix basse : hola ! hola! en portant la main à la tête, puis il retombe dans un profond assoupissement.

Le calomel est porté à seize grains dans la journée.

Le 25, la petite malade entend, mais ne peut articuler de sons ; elle obéit à sa mère qui lui dit

de frapper dans sa main. Les yeux sont tournés
en haut; le pouls est d'une petitesse et d'une fréquence extrême; plaintes continuelles; mouvemens irréguliers et raideur dans le bras gauche,
privé d'ailleurs de toute action volontaire. Le
droit, au contraire, se meut spontanément.

Le 26, la petite malade continue d'entendre,
mais ne peut parler; ses membres sont toujours
agités de mouvemens convulsifs. Le soir il survient des frissons; la déglutition devient impossible; la respiration plaintive, et de plus en plus
irrégulière.

Le 27, mouvemens convulsifs généraux; sueur
visqueuse; mort à deux heures du soir.

Ouverture cadavérique.

La pie-mère est très-injectée et d'un rouge cra-
moisi; les ventricules latéraux, ouverts par leur
partie antérieure, donnent issue à quatre ou six
onces de sérosité limpide. Les cavités des ventricules sont très-dilatées à la partie postérieure,
elles communiquent ensemble par une rupture
de la cloison transparente. La voute à trois piliers est ramollie. Le troisième ventricule est également très-dilaté. La membrane séreuse qui tapisse l'intérieur des cavités cérébrales paraît
épaissie et les veines sont très-distendues. Il y a
quelques tracés de phlegmasie et une infiltration

séreuse à la base du cerveau et dans la scissure de Sylvius du côté droit.

OBSERVATION XXIII.

Hydrocéphale aiguë. — Observation communiquée par M. Cruveilhier, professeur à la Faculté de Médecine de Paris.

Une petite fille de sept ans, qu'on traitait de la teigne, éprouve de fréquens vomissemens, se plaint de la tête et est parfois assoupie; son pouls est lent, sa respiration pareillement lente et inégale; elle reste plusieurs jours dans cet état sans qu'on y fasse beaucoup d'attention, jusqu'au 23 juin 1823, où M. Cruveilhier fut à même de l'observer; il lui prescrit un vésicatoire à la nuque et l'usage intérieur du calomel. Durant quelques jours la maladie paraît stationnaire, mais le pouls ne tarde pas à devenir petit, fréquent, et la respiration de plus en plus inégale; la peau est brûlante; l'enfant se plaint de ne pas y voir, éprouve quelque douleur dans l'abdomen et de vives souffrances à la tête.

La pupille ne tarde pas à offrir une dilatation considérable; le pouls devient filiforme, et toute communication avec les objets extérieurs se trouve interrompue; les extrémités deviennent froides, et l'enfant succombe après quarante heures d'agonie.

Ouverture cadavérique.

Les ventricules contiennent une sérosité trouble ; leur cavité semble très-dilatée, et il est impossible d'en détacher la membrane qui la tapisse. La voute à trois piliers est ramollie, ainsi que les parois des cavités digitales. La base du cerveau présente, dans l'espace que circonscrit en arrière la protubérance annulaire, en avant les prolongemens cérébraux, une matière couenneuse qui enveloppe l'origine des nerfs, et se prolonge dans les scissures de Sylvius.

Il n'y avait aucune altération dans l'abdomen, le poumon gauche était tuberculeux ; la poitrine contenait en outre des ganglions lymphatiques, tuméfiés et squirrheux.

OBSERVATION XXIV.

Hydroméningite.—Observation communiquée par M. Cruveilhier, professeur à la Faculté de Médecine de Paris.

Une fille de 16 ans, non encore réglée, était malade depuis quinze jours, lorsqu'elle entra à l'hôpital de Limoges ; elle se plaignait de la tête, du ventre et de plusieurs autres parties du corps ; le pouls, la respiration ainsi que la température de la peau étaient dans l'état naturel. La malade éprouvait quelquefois de l'assoupissement, qui était interrompu par des cris aigus, surtout pendant la nuit, etc.

Cet état persiste et augmente; pendant l'assoupissement les yeux sont demi ouverts, les pupilles contractées, elles se dilatent au contraire quand il est dissipé. La jeune personne répond difficilement et lentement aux questions qu'on lui adresse.

On lui administre un vomitif, on lui fait une saignée de pieds; on lui applique ensuite des sangsues et un vésicatoire à la nuque; on y ajoute des lavemens purgatifs. Ces divers moyens ne produisent aucun soulagement; la somnolence devient de plus en plus profonde; les cris aigus sont plus rapprochés, plus violens surtout pendant la nuit; la malade se plaint par intervalle de ne pas y voir, etc.

Le dix-septième jour de son entrée à l'hôpital, lorsqu'elle faisait des efforts pour aller sur la chaise percée, elle fut prise de mouvemens convulsifs, avec raideur des membres, rotation des yeux.

Du 17 au vingt-unième jour, la malade cesse de pousser des cris, semble avoir totalement perdu l'usage de la vue, quoique la peau soit d'une excessive sensibilité. Bien que la chaleur soit naturelle et que le pouls n'ait aucune fréquence, la malade n'offre pas moins d'un autre côté les symptômes les plus fâcheux, comme de la carphologie, des mouvemens désordonnés, des contractions permanentes des bras, etc.

Le vingt-unième jour, la respiration, régulière jusqu'alors, devient inégale; le pouls au contraire présente peu de changement ainsi que la chaleur animale, et le médecin assure n'avoir observé de mouvemens fébriles momentanés que 5 ou 6 jours avant la mort, qui arriva le même jour.

Ouverture cadavérique.

L'arachnoïde est très-injectée, présente des plaques comme échymosées à la partie moyenne et un peu latérale de la convexité de l'hémisphère gauche; elle offre en outre des granulations blanches d'un aspect tuberculeux, qui pénètrent profondément dans les scissures, sont intimement unies à la substance cérébrale ramollie, et s'enlèvent avec elles. La pie-mère était très-injectée; à la base du cârne le tissu cellulaire sous-arachnoïdien était infiltré de pus presque organisé en fausse membrane. L'arachnoïde qui recouvre la moëlle alongée était épaissie et comme rugueuse; il y avait en outre de la sérosité à la base du crâne et dans le canal vertébral. Les ventricules latéraux contenaient beaucoup de sérosité limpide; la voûte à trois piliers était transformée en pulpe blanche; l'arachnoïde qui tapisse les ventricules était épaissie, molle, demi-transparente, se détachait très-aisément de la substance cérébrale. La couche optique du côté gauche était d'un rouge intense; on y remarquait des lignes couleur de sang, qui étaient probablement des vaisseaux dilatés.

Le péritoine était parsemé de tubercules aplatis dans presque tous les points où il recouvre les intestins, la vessie, l'utérus, etc.

OBSERVATION XXV.

Hydrocéphale aiguë chez un adulte.

Durieu (Adolphe), âgé de 34 ans, fabricant d'indienne, d'une bonne constitution et d'un tempérament lymphatique, dit n'avoir éprouvé aucune maladie dans sa jeunesse; il porte les marques de la maladie scrophuleuse.

Durieu éprouva au commencement de décembre 1815 une affection gastrique; dans la convalescence de cette affection il fut pris d'une violente céphalalgie pour laquelle il se décida à entrer à l'Hôtel-Dieu le 10 du même mois. La nuit même qui suivit son entrée à l'hôpital il fut très-agité et poussait souvent des cris en se plaignant de la tête.

Le 11, la face était rouge, la conjonctive injectée, les yeux saillans et livrés à des mouvemens spasmodiques, les pupilles très-peu mobiles; la douleur de tête se faisait particulièrement sentir à la partie antérieure. Le malade éprouvait de temps en

temps des frissons et divers mouvemens spasmodiques; la soif était vive, la langue sèche et les dents
un peu brunes; il y avait constipation; le pouls
était fréquent, petit et faible; le malade éprouvait
de l'anxiété, de la stupeur, de l'insomnie; il y
avait plusieurs redoublemens dans la journée,
avec assoupissement, frissons, mouvemens convulsifs.

Traitement. Infusion de tilleul, potion avec trente
gouttes de laudanum, sinapismes aux pieds.

Le 12, le malade a poussé pendant la nuit des
cris plaintifs, a été souvent assoupi, et a eu les
membres contractés dans une flexion permanente.
Le matin les yeux sont ouverts, immobiles, saillans,
un peu injectés, les pupilles dilatées, immobiles;
le col est roide, et il y a un peu de trismus; le pouls
est toujours petit et très-fréquent; on sent quelques
soubresauts dans les tendons, et le malade est insensible aux impressions; dans la journée et pendant la nuit suivante, redoublement avec coma
profond.

Traitement. Affusions tempérées sur la tête,
saignées de deux palettes, sinapismes. Le soir vésicatoire sur la tête.

Ce traitement n'améliore en aucune manière
l'état du malade, qui meurt le 13 au soir après
un accroissement notable des symptômes déjà indiqués.

Ouverture du cadavre.

L'arachnoïde était un peu gorgée de sang, ainsi que les veines extérieures du cerveau. Le tissu sous-arachnoïdien était infiltré de sérosité rougeâtre ; la substance cérébrale, très-consistante, laissait transsuder des gouttelettes de sang.

Les ventricules du cerveau contenaient environ quatre onces de sérosité limpide.

§ XII.

TRAITEMENT

DE L'HYDROCÉPHALE AIGUE.

TRAITEMENT PRÉSERVATIF.

En lisant avec attention ce que nous avons dit des lésions de l'hydrocéphale aiguë, on voit qu'une excitation cérébrale, voisine de la phlegmasie, ou compliquée avec cet état morbifique, et un engorgement du système sanguin céphalique (principalement des veines), sont les causes immédiates les plus probables de cette maladie. Cela posé, il devient plus facile d'indiquer les moyens prophylactiques qui lui conviennent. Ces moyens doivent avoir pour objet : 1° de diminuer autant que possible l'afflux du sang vers la tête; 2° de détourner l'excitation méningienne et l'irritation hydrophlegmasique qui se développent si facilement dans le cerveau des enfans; 3° de fortifier dans certains cas, ou de rendre moins susceptibles les organes contenus dans la cavité crânienne.

1° Dans les moyens de la première série il faut placer les évacuations sanguines, dont on peut user avec avantage chez les enfans robustes qui ont la tête très-volumineuse et une constitution irritable et spasmodique, qui se plaignent souvent de céphalalgie, d'étourdissemens, d'insomnie, etc. Je crois qu'on doit préférer la saignée du pied quand elle est praticable, sinon, on appliquera des sangsues aux jambes. Les pédiluves, très-chauds et très-irritans, secondent dans ces cas l'action prophylactique de la saignée. Il importe également de tenir bien chaudes et couvertes de flanelle et de bas de laine les extrémités inférieures des enfans qu'on croit disposés aux irritations et aux congestions sanguines et séreuses de la tête.

On agira dans le même sens, en soumettant les sujets à un régime uniforme, en leur interdisant les excitans, les alimens indigestes, épicés ; en entretenant chez eux, avec soin, la liberté du ventre ; en étouffant au plutôt les irritations ou les inflammations qui se développent dans le tube digestif, à la surface des tégumens et dans d'autres appareils, qui, ayant des rapports sympathiques multipliés avec le cerveau, rendent plus à craindre la répercussion ou les métastases sur cet organe ; il faut en dire autant des accidens de la dentition.

Il convient aussi de proscrire, dans les mêmes vues, les divers exercices qui déterminent une direction vicieuse du sang vers la tête ; d'interdire le jeu des instrumens à vent, la déclamation à haute voix ; d'apporter de bonne heure un frein aux passions dont les accès violens produisent des congestions cérébrales, comme la colère, la fureur, etc.

2° Les moyens du second ordre ont particulièrement pour objet de détourner l'action des causes qui agissent d'une manière continue sur l'encéphale, et finissent par y créer et y entretenir un foyer d'excitation dangereuse. Parmi ces causes, nulle n'est plus funeste qu'un exercice prématuré des facultés intellectuelles chez les enfans qui sont doués de très-bonne heure d'une conception facile et étendue, que l'amour-propre mal entendu des maîtres et des parens fatigue outre mesure, pour en faire de petits prodiges. Les enfans qui annoncent une grande capacité ont une vaste mémoire, une conception prompte, une tête volumineuse, une sensibilité vive, un caractère irritable, une imagination facile à s'exalter, sont plus disposés que les autres à la fièvre cérébrale; ils ont plutôt besoin d'être modérés dans l'application de leurs facultés intellectuelles, que d'être excités au travail; l'exercice du corps leur est indispensable, ainsi qu'un air salubre et un bon régime. Aussitôt qu'il se plaindront de céphalalgie, d'étourdissemens, qu'ils paraîtront plus mobiles, plus irritables qu'à l'ordinaire, il conviendra de recourir à l'emploi des moyens indiqués plus haut, auxquels il sera bon de joindre les bains tièdes et

quelques anti-spasmodiques doux. Il faut sur-
veiller avec un soin particulier les excrétions
auxquelles les enfans sont fort sujets, les hémorragies nasales qui leur sont aussi familières, et
ne rien faire pour les supprimer d'une manière
brusque et intempestive, dans la crainte de déterminer des métastases sur le cerveau : il en est de
même dès affections cutanées qui leur surviennent
ou qu'ils peuvent avoir apportées en naissant.

Le mode d'éducation vicieux qu'on suit dans
presque toute l'Europe; cette méthode qui consiste
à faire de petits savans qui doivent être un jour,
sous beaucoup de rapports, de grands enfans, pré-
dispose singulièrement aux maladies du cerveau ;
ainsi, pour en préserver les enfans, on ne peut trop
insister sur la nécessité de faire marcher de front
l'éducation corporelle et celle de l'intelligence; de
combiner les études avec les exercices gymnastiques presque entièrement oubliées dans les col-
léges ; de faire respirer incessamment aux enfans
un air salubre, durant leur séjour dans les mai-
sons d'éducation ; de veiller enfin à ce qu'ils soient
logés d'une manière convenable, qu'ils aient pour
chacun une masse d'air suffisante, dans leurs
dortoirs, dans leurs classes et leurs gymnases, un
régime régulier, une exposition saine sur un sol
sec et élevé, etc, etc.

Lorsque chez les sujets plus ou moins prédisposés à l'hydrocéphale aiguë, cette maladie devient de plus en plus imminente, c'est le cas de recourir aux épispastiques. Odier, Quin, Matthey, disent avoir employé avec succès les vésicatoires ; d'autres ont fait usage en pareille occurrence du cautère (1), du séton et même du moxa ; je pense qu'on pourrait y joindre avec avantage l'administration des purgatifs, des pédiluves irritans, et pratiquer avant tout quelque saignée générale ou locale.

3° Enfin les moyens prophylactiques de la troisième série tendent à prévenir l'hydrocéphale aiguë, en fortifiant l'organisme et particulièrement les voies d'exhalation, d'absorption de l'appareil cérébral. Ici viennent se ranger les exercices gymnastiques qui endurcissent le corps et le rendent moins impressionnable aux agens extérieurs ; l'exposition à l'air libre, sec., alternativement froid et chaud ; l'habitude des vêtemens légers ; des courses journalières à pied, de manière à provoquer une abondante transpiration, etc. C'est ainsi que la société de médecine de Paris, consultée

---

(1) Le cautère a été surtout vanté par Cheyne et par Sachsen, qui prétendent avoir par ce moyen préservé de l'hydrocéphale plusieurs individus dont les frères étaient morts de cette maladie. Voyez Cheyne, second Essai on Hydrocephalus, Edimb., 1819 ; et le Journal d'Hufeland, mai 1825.

sur les précautions à prendre pour préserver le seul rejeton d'une famille qui avait vu successivement ses autres enfans, au nombre de trois, succomber à cette terrible maladie, recommanda de dépayser l'enfant, de le faire vivre dans un air pur et sec, de provoquer d'abondantes transpirations, d'entretenir la liberté du ventre, et même d'appliquer un moxa à la nuque.

L'exposition de la tête nue aux variations de l'air et de la température, même pendant la nuit, me paraît une précaution prophylactique qui n'est point à dédaigner. Mon ancien ami le docteur Gosse, que son dévouement pour la cause de l'humanité a conduit dans la Grèce, pour concourir à la délivrance de cette terre classique, berceau de la médecine d'observation, m'a assuré qu'un magistrat ayant perdu six enfans de la fièvre cérébrale, préserva le septième de cette redoutable maladie, en lui laissant jour et nuit la tête nue, et ayant soin qu'il fût, autant que possible, exposé à une température fraîche.

TRAITEMENT CURATIF DE L'HYDROCÉPHALE AIGUE.

Avant de traiter des indications curatives appropriées à la fièvre cérébrale, il nous paraît superflu de rechercher, comme l'ont fait divers auteurs, à déterminer le degré de curabilité de cette maladie, et à préciser le point au-delà duquel tout succès devient impossible. Lorsque le médecin est appelé près d'un malade, son premier soin doit être, non de discuter et de délibérer, mais d'agir d'après ses lumières, et dans une mesure que prescrivent à la fois les intérêts de l'art et ceux de l'humanité. Ce besoin d'agir n'est pas sans doute à l'abri de nombreux écueils, que les auteurs se sont plus à énumérer, à indiquer au praticien comme pouvant compromettre la dignité de l'art, peut-être même la vie des malades, du moins on en juge ainsi par l'autopsie; mais pour éviter ces écueils, disons-le avec franchise, il faudrait souvent rester inactif en présence des plus graves accidens. Nous avons d'ailleurs dit quelques mots à ce sujet, en traitant du pronostic de la maladie qui nous occupe.

La plupart des auteurs commencent aussi par poser des principes généraux de thérapeutique, et par adapter telle ou telle classe de médicamens à telle ou telle période de l'hydrocéphale aiguë; ils indiquent en même tems l'ordre dans lequel on doit les administrer. Quelque méthodique que soit cette manière de procéder, elle est susceptible de tant d'exceptions, à raison des variations infinies que présente la fièvre cérébrale, qu'il nous paraît plus rationnel, plus conforme à la nature des choses, de traiter isolément de chacun des moyens employés dans la curation de cette maladie. Nous laisserons donc au praticien à déterminer les rapports respectifs qui doivent exister entre les divers agens thérapeutiques qu'il emploie, l'ordre dans lequel ils doivent se succéder; en un mot, leur véritable opportunité, pour nous servir d'une expression très-significative, quoique peu usitée.

Les indications à remplir dans l'hydrocéphale aiguë sont de deux sortes : 1° détruire l'excitation, l'irritation spéciale cause de l'épanchement afin de le prévenir; 2° chercher à le dissiper quand il commence à se former.

Les moyens curatifs, dont nous traiterons successivement pour atteindre ce but, sont : les évacuations sanguines et autres anti-phlogistiques, les applications réfrigérantes, les toniques, les excitans, les dérivatifs, les antispasmodiques, les diaphorétiques, etc.

1° Évacuations sanguines et autres anti-phlogistiques.

Les évacuations sanguines ne parurent d'aucune utilité aux premiers historiens de l'hydrocéphale aiguë ; Whytt et Fothergill n'en disent pas un mot; Carmichael Smith les proscrit entièrement ; Sauvages et Odier ont cru qu'elles étaient plus nuisibles qu'utiles; le dernier consentait à appliquer seulement quelques sangsues. Mais le peu de succès que les auteurs avaient ob-

tenu dans le traitement le plus généralement admis de cette maladie dut bientôt faire changer
d'opinion à l'égard d'une médication aussi usitée
que la saignée. Underwood l'admit au nombre des
moyens les plus utiles, et Rush, de Philadelphie,
en faisait la base du traitement de la fièvre cérébrale. Bidault de Viliers, traducteur des Remarques de Fothergill sur l'hydrocéphale interne,
exalte aussi beaucoup les évacuations sanguines,
sans articuler aucun fait précis ; enfin, dans ces
derniers temps ce moyen est devenu pour beaucoup de médecins français une espèce de pa-
nacée, tandis que d'un autre côté les praticiens
anglais racontent presque des merveilles de
l'usage du mercure. Dire la cause de ces variations n'est pas chose facile ; elles sont loin
de tenir toujours, comme on l'a répété tant de
fois, à l'idée qu'on se faisait de la maladie, car
la plupart des praticiens ne s'en faisaient aucune.
Peut-être est-il arrivé plus souvent tout le contraire : c'est-à-dire, que la théorie, fondée sur
quelques expériences de thérapeutique, a suivi
la pratique au lieu de la précéder. D'ailleurs qui
ne sait pas que le médecin change mainte fois de
méthode, uniquement parce que celle qu'il a
employée ne lui a pas réussi.

C'est presque toujours à l'invasion du mal et
dans ce que les auteurs appellent la première pé-

riode qu'on a recours aux différentes espèces de saignées : toutes ont été pratiquées, sans excepter même l'artériotomie prescrite par M. Coindet. Les uns ont vanté la phlébotomie du bras, d'autres celle du pied ; il en est qui ont eu recours à l'ouverture de la jugulaire ; enfin, le plus grand nombre des médecins font appliquer des sangsues.

Quoique très-utile à l'origine du mal, cette médication est loin de mériter les éloges exagérés qu'on s'est plu à lui prodiguer. M. Cruveilhier, que nous avons déjà cité, dit positivement qu'il a été dégoûté des saignées générales et locales, qui lui ont souvent paru plus nuisibles qu'utiles ; nous pensons donc qu'il faut accueillir avec une certaine défiance tout ce qu'on a dit sur les succès attribués aux émissions sanguines ; presque toujours ceux qui en ont parlé l'ont fait d'une manière peu rigoureuse, et quelques-uns, contradictoirement avec les faits même qu'ils ont rapportés. Peut-on avoir confiance, par exemple, dans tel auteur qui vante la saignée outre mesure, et qui ne rapporte que des observations avec ouverture cadavérique ? Celui-là en mérite-t-il davantage qui ne s'étaie que sur des faits incomplets et équivoques, et bâtit la-dessus un échafaudage de principes généraux de thérapeutique dont l'application n'est pas sans danger ?

Nous savons très-bien que les partisans de la

saignée dans l'hydrocéphale aiguë, accusent leurs antagonistes d'être trop timides, et que nous serons probablement compris dans cette accusation; qu'ils ne craignent pas d'exagérer outre mesure le nombre de sangsues qu'on peut appliquer sur de très-jeunes enfans, bien que dans les faits qu'ils rapportent ce nombre est trois ou quatre fois moindre, et qu'on voie presque aussi souvent dans leur thérapeutique figurer les lavemens de quinquina que les sangsues.

Rien de plus difficile à déterminer que la quantité de sang que l'on peut tirer chez les enfans, sans porter atteinte à la force vitale. Cette quantité doit sans doute varier selon l'âge, la force de la constitution, l'époque de la maladie, l'intensité des syptômes, etc. D'après une appréciation faite par *Levret*, une cuillerée chez les nouveau - nés équivaudrait à une palette chez les adultes. M. Brachet trouve cette évaluation trop forte de moitié; en conséquence il porte la quantité dé sang qu'on peut extraire à une demi-cuillerée pour un nouveau-né, une cuillerée pour un enfant de quelques mois, deux cuillerées pour celui d'un an, trois, quatre ou cinq pour un enfant de deux ans, etc. Mais il fait observer en même temps, que l'on doit prendre en considération l'âge, l'intensité des symptômes, l'époque plus ou moins avancée de la maladie, etc.

Nous devons ajouter, par rapport à la quantité du sang qu'on peut tirer aux enfans, qu'un médecin qui a laissé d'honorables souvenirs et des écrits utiles sur la pratique de l'art (Desessartz) conseille de ne tirer qu'une petite quantité de sang aux enfans qui ont une grosse tête, et qui sont disposés aux maladies convulsives (1) ; il assure avoir constamment observé que l'extraction d'une demi-palette de sang était dangereuse dans la première année de la vie, et qu'une palette et demie ou deux étaient aussi trop considérables chez les enfans d'un à six ans.

La difficulté de pratiquer la saignée générale chez les enfans fait qu'on a le plus souvent recours à l'application des sangsues : on les place presque toujours à la base du crâne, derrière les oreilles, et à la partie antérieure du col, au-dessous des branches de la mâchoire inférieure. M. Brachet dit s'être bien trouvé de les poser aux malléoles, et Cheyne sur la région du foie. Il conviendrait de les mettre à l'anus, à la vulve, si l'on soupçonnait une tendance de la nature à diriger le sang vers ces parties, ou bien si un écoulement sanguin s'y était déjà établi.

Chez les adultes on peut pratiquer les saignées

---

(1) Serait-ce parce qu'un cerveau volumineux a besoin de beaucoup de sang ?

du bras, celles du pied, et même l'artériotomie, ainsi que nous l'avons déjà dit.

Nous n'avons jamais eu recours qu'aux saignées par les sangsues appliquées sur les parties latérales et antérieures du col. Pour une première application, une ou deux sangsues nous ont paru suffisantes chez un enfant d'un an ; on peut doubler ce nombre pour un enfant de deux ans , le tripler et quadrupler dans les années suivantes jusqu'à l'âge de sept ans. Pour que le nombre de sangsues que nous venons d'indiquer produise l'effet désiré , et fournisse une quantité de sang plus ou moins rapprochée de l'évaluation que nous avons faite plus haut, il faut en favoriser l'écoulement par des cataplasmes chauds souvent renouvelés pendant deux ou trois heures au moins. Du reste, nous avons souvent observé que les sangsues appliquées inférieurement aux parties antérieures et latérales du col fournissent plus de sang que ne le comportent les forces de l'enfant et les règles de l'art, à raison des mouvemens qui sont imprimés à ces parties par le mécanisme de la respiration. Nous mettons quelquefois à profit cette aptitude des parties à fournir beaucoup de sang, en plaçant les sangsues à la partie inférieure du col lorsque nous croyons avoir besoin d'une forte saignée.

M. Cruveilhier paraît avoir pensé l'un des premiers que la membrane pituitaire , à raison de sa

situation dans le voisinage du cerveau et des nombreux vaisseaux qu'elle contient, devait être au
nombre des parties sur lesquelles on pouvait avec
avantage pratiquer la saignée ; en conséquence,
il a tenté des applications de sangsues dans les
narines. Ce médecin, après avoir éprouvé quelques difficultés à employer ce moyen dans un cas
d'hydrocéphale aiguë, imagina, pour faire des
scarifications sur la pituitaire, un instrument
dont il assure avoir quelquefois fait un usage
avantageux (1). Dans le traiment de l'hydrocéphale aiguë on a rarement recours aux ventouses
scarifiées ; je crois que c'est à tort, et je me suis
reproché de n'avoir pas tenté ce moyen, qui a
souvent, je crois, une action différente de la saignée par les sangsues.

En nous résumant nous dirons : que les évacuations sanguines peuvent être utiles dans des
cas donnés, mais qu'elles ne paraissent pas avoir
plus d'efficacité que plusieurs autres moyens, trop
souvent infructueux ; que celles qu'on obtient
par l'application des sangsues sont les plus convenables dans l'enfance ; que la quantité de sang
qu'on doit retirer n'est pas rigoureusement déterminée et qu'elle varie suivant les circonstances et

_____

(1) Médecine-pratique éclairée par l'anatomie et la physiologie pathologique ; premier cahier, page 27.

les proportions que nous avons indiquées; que c'est généralement dans le commencement de la maladie qu'il convient de tirer du sang chez les sujets robustes qui présentent les symptômes d'une vive excitation et les caractères que nous avons assignés à la deuxième variété d'hydrocéphale appelée *hydroméningite ;* qu'après la période d'irritation les évacuations sanguines sont en général plus nuisibles qu'utiles ; qu'enfin, les causes qui indiquent spécialement ces évacuations sont la suppression des hémorragies, des exanthèmes aigus, les coups ou chutes sur la tête, etc. Ajoutons que ce moyen semble contre-indiqué au contraire, lorsque le malade atteint d'hydrocéphale est faible, pâle, d'un tempérament lymphatique, qu'il a peu de fièvre, d'excitation et de chaleur à la peau, qu'il présente des cicatrices de scrophules, qu'il a été précédemment atteint de quelque affection chronique, etc.

L'effet appréciable des évacuations sanguines est de diminuer l'excitation, la chaleur, la fréquence du pouls, la céphalalgie, l'assoupissement même. Si on nous demande à quel degré d'amélioration il faut s'arrêter dans l'emploi heureux de la saignée, nous répondrons avec franchise qu'il nous serait impossible de l'indiquer. C'est au tact et à l'habitude du praticien de le déterminer, aussi bien que le moment où il doit cesser toute évacuation sanguine, quand elle n'apporte aucun soulagement : qu'il n'oublie pas que des praticiens renommés, comme Desessartz, Odier, recommandent d'être très-réservé sur les émissions sanguines chez les enfans, et de n'employer qu'avec circonspection celle par la lancette.

Avec la saignée, doivent naturellement marcher les boissons délayantes, mucilagineuses, les fomentations, les cataplasmes et les lavemens adoucissans dans le cas surtout où la fièvre cérébrale est compliquée d'irritation ou de la phlegmasie des viscères abdominaux ou thoraciques, des voies urinaires, etc.

2° *Des applications refrigérantes et de celles de la glace.*

Nous présumons que la glace et les applications refrigérantes agissent à la manière des antiphlogistiques, des dérivatifs et des antispasmodiques réunis. En effet, elles apaisent la chaleur ardente, et abattent la fréquence du pouls, deux attributs de l'inflammation ; elles calment la douleur et font en même temps diversion par l'opposition des températures et la sensation extraordinaire de froid qu'elles produisent. Les auteurs ont jugé avec trop de sévérité les applications réfrigérantes, moi-même je confesse n'avoir pas su éviter cet écueil. Cela tient peut-être, d'une part, à ce qu'on les a administrées à une époque trop avancée de la maladie, et de l'autre, à la vogue peu fondée qu'ont obtenue les bains froids, dont nous parlerons à la fin de cet article.

L'application du froid, d'abord stimulante, ne tarde pas à produire une espèce d'atonie indirecte; par conséquent, pour que le malade en retire quelque avantage, il a besoin de beaucoup de réaction, et quand cette réaction lui manque, ce moyen ne peut que nuire. Lorsque l'irritation étant un peu abattue par la saignée et les adoucissans, on fait usage des lotions froides sur la tête, ou de la glace contenue dans une vessie (et c'est presque toujours pour combattre l'assoupissement), il faut examiner avec soin l'état du pouls et de la chaleur animale avant et après le changement qui doit résulter de la médication. Si après plusieurs tentatives, le pouls ne se relève pas en même temps qu'il diminue de fréquence, si le malade retombe dans l'assoupissement aussitôt que l'action réfrigérante a cessé, il convient d'y renoncer; mais s'il se trouve dans des conditions opposées, on doit au contraire réitérer l'emploi de ce moyen, et je l'ai vu dans de telles circonstances concourir puissamment à la guérison, notamment chez un enfant d'environ quatre ans, que j'ai soigné conjointement avec M. Ollivier (d'Angers), mon collègue, au quatrième dispensaire. M. Cruveilhier se loue également beaucoup de ce moyen. La glace, d'ailleurs, (car c'est toujours ce refrigérant que j'emploie de préférence) ne doit pas être appliquée d'une manière continue, de peur de produire un degré trop élevé de froid ; j'ai l'habitude de la faire renouveler de temps en temps, dans le courant de la journée, en laissant une heure d'intervalle entre les applications; dans certains cas, je la fais appliquer seulement au moment du paroxisme. Je crois donc que ceux qui ont cru remédier à un grand danger, à un profond assoupissement, en appliquant la glace d'une manière continue et pendant long-temps, se sont tout-à-fait trompés ; quand l'action du froid n'est pas rapide, elle est nulle ou profondément atonique. Je sais que des auteurs, entre autres M. Coindet, qui ont considéré le froid comme tonique d'une manière absolue, l'ont jugé nuisible dans l'hydrocéphale aiguë, par un excès de stimulation, mais cette manière de voir est très-contestable. Si le froid, en effet, était un tonique ou un stimulant continu, on ne l'emploierait pas comme on l'a fait souvent avec succès dans diverses phlegmasies et notamment dans celles de la peau (la scarlatine, la rougeole, la milliaire, certains érysipèles, qui sont accompagnés d'un grand développement de chaleur morbide).

Quant aux bains froids, qui agissent sur toute la surface du corps, je les crois nuisibles dans l'hydrocéphale aiguë, parce qu'il me paraît difficile qu'ils soient suivis d'une réaction suffisante. Un médecin de Paris, aujourd'hui professeur à la faculté de médecine (M. Recamier), les employa pour la première fois dans cette maladie, il y a quinze ou dix-huit ans. Les essais thérapeutiques qu'il fit à cette occasion sont consignés dans la dissertation inaugurable de M. Pavet (1). Ses essais ne furent pas toujours heureux, non plus que ceux que je tentai avec le même médecin à l'hôpital des enfans malades en 1813, sous la direction de M. Jadelot. Je n'ai point employé les bains froids depuis cette époque; je crois qu'ils impriment aux enfans atteints d'hydrocéphale une secousse très-violente qui les jetté presque toujours dans une faiblesse indirecte, pour me servir d'une expression brownienne. En effet, chaque bain, ainsi que je l'ai dit dans ma dissertation inaugurale, détermine en général une révulsion remarquable, une rémission momentanée, et suspend même le paroxisme, mais souvent on a beaucoup de peine à rétablir la chaleur naturelle; répété un certain nombre de fois, ce moyen cause aux enfans une faiblesse et un amaigrissement qui accélèrent plutôt la catastrophe qu'ils ne la retardent. Après la mort d'un malade soumis à l'une des expériences dont je viens de parler, nous ne trou-

---

(1) Observation sur l'emploi des effusions froides dans le traitement des affections cérébrales.

vâmes point d'épanchement. L'action du bain froid avait peut-être puissamment concouru à empêcher la formation de cet épanchement ou à le dissiper, mais l'enfant n'ayant point eu une réaction égale à l'action du moyen employé, le principe de la vie s'est trouvé en quelque sorte épuisé par l'activité trop grande de l'agent thérapeutique: ce malade a succombé, bien que peut-être la cause principale du mal eût cessé d'exister.

3° *Des toniques et des excitans.*

A. Divers moyens de cette espèce, et particulièrement le *vin*, ont été administrés sur le déclin de la maladie, lorsque les forces semblaient défaillir, et qu'il était urgent d'exciter en particulier un reste de tonicité dans les vaisseaux absorbans. Odier a l'un des premiers employé avec succès le vin d'Espagne dans un cas désespéré d'hydrocéphale aiguë; Macbride, au contraire, a préconisé le vin de Bordeaux, tandis que M. Coindet leur préfère ceux de Madère ou de Xérès. Quel que soit le vin qu'on emploie, et nous croyons que cela est à peu près indifférent, c'est en grande partie à l'alcool qu'il contient qu'on doit attribuer l'action tonique et excitante de ce moyen. D'après cela, ne serait-il pas possible de remplacer le vin par une certaine quantité de teinture alcoolique dans une mixture, qui, sous un moindre volume, produirait le même effet? Cela nous semblerait très-utile, surtout lorsque les petits malades ont de la répugnance à boire, ou éprouvent de la difficulté pour avaler. On sait, d'ailleurs, que c'est par un semblable mélange qu'on prépare aujourd'hui les vins médicinaux, dont on peut ainsi diminuer la quantité d'une manière proportionnée à celle d'alcool employée.

B. De même que le vin, le *quinquina* a été administré d'abord comme tonique dans le traitement de la fièvre cérébrale ; des médecins anglais l'associèrent même au calomel : moyen de nouveau mis en usage par M. Brachet. Dans la suite, un autre médecin anglais (Quin) eut, à ce qu'il paraît, l'idée d'opposer l'usage intérieur de ce médicament énergique aux exacerbations fréquentes de la fièvre cérébrale ; M. Cloquet, et après lui M. Mareschal de Nantes, administrèrent, il y a quelques années, l'écorce du Pérou en lavement comme anti-périodique , et dans la vue d'arrêter la marche d'affections cérébrales qui offraient un type remittent. Nous avons déjà dit que le succès, d'ailleurs bien constaté, obtenu par ces deux médecins se rapportait plutôt à des fièvres remittentes pernicieuses et comateuses, qu'à des hydrocéphales aiguës, proprement dites ; d'un autre côté, on peut dire que leurs expériences n'ont pas été faites avec toutes les conditions propres à obtenir un résultat positif, puisque des médicamens très-actifs, comme le musc, le camphre, l'assa-fetida et le laudanum, y ont été associés au quinquina. Les essais de M. Piorry seraient plus satisfaisans, attendu qu'il a employé le quinquina en lavement sans le concours d'aucun autre agent, si, d'ailleurs., les faits qu'il a rapportés dans l'ouvrage dont nous avons parlé étaient plus concluans, ainsi que nous l'avons déjà observé. Du reste, ce médecin, non content d'adopter l'opinion des auteurs cités plus haut, touchant l'efficacité du quinquina dans la fièvre cérébrale affectant une marche remittente, va jusqu'à admettre qu'on peut user de ce moyen lors même que cette maladie est compliquée d'une inflammation intestinale, opinion qui nous paraît bien hasardée.

Quant à nous, quoique bien disposé à admettre comme possibles et même comme probables les bons effets du quinquina pour combattre les exacerbations de l'hydrocéphale aiguë, nous devons avouer que nos expériences sont tout-à-fait négatives, et que nous avons eu vainement recours à ce moyen dans trois cas différens qui semblaient très-bien appropriés à l'indication thérapeutique dont il s'agit. Nous croyons, d'ailleurs, que l'action anti-périodique du quinquina ne peut être que momentanée, quand une irritation intestinale ou autre se mêle aux causes qui déterminent les exacerbations ou accès de la maladie qui nous occupe. Pour preuve plus ou moins directe de ce que nous avançons ici, nous pouvons citer un cas où un abcès à la marge de l'anus donnait lieu à des accès de fièvre pernicieuse comateuse, que, dans l'ignorance de la cause agissante, nous combattîmes d'abord avec un succès apparent par le quinquina, mais qui ne tardèrent pas à se reproduire sous une forme un peu différente et qui ne disparurent entièrement qu'à l'ouverture spontanée de l'abcès.

C. Ce ne fut pas Robert Whytt, comme on l'a faussement prétendu, qui introduisit l'usage du *mercure* dans le traitement de l'hydrocéphale aiguë, mais bien Dobson, de Liverpool, ainsi que le prouvent les *Medical Commentaries* d'Edimbourg (1). Plusieurs médecins anglais, tels que Grapper, Eason, Hunter, firent aussi dans la suite l'éloge de ce médicament, tandis que d'autres, au nombre desquels il faut placer Monro, Withering, Waren, Watson, en contestèrent l'utilité. Enfin, on doit placer dans une troisième série de médecins Percival, Perkins, Lettsom, Haygarth, Duncan, Fischer, Odier, Quin et Rúsch, qui cherchèrent avec plus de calme et d'impartialité à apprécier à sa juste valeur l'action du mercure dans la fièvre cérébrale. Cette action est-elle simplement excitante? faut-il la considérer comme purgative, ou bien est-elle spécifique, *sui generis*, et comparable à aucune autre, comme l'ont prétendu certains praticiens? La solution de ces

---

(1) Volume VI, page 236.

questions n'est sans doute pas indifférente pour quiconque veut consciencieusement et avec connaissance de cause faire usage du mercure dans l'affection qui nous occupe. Si ce médicament est excitant, il est évident qu'il ne faut y recourir qu'après la période d'irritation de la maladie ; s'il est en même temps purgatif, on doit bien se garder de le prescrire lorsqu'il existe quelque irritation abdominale concomitante; il conviendrait, au contraire, s'il y avait une affection vermineuse de même nature. Enfin, si les préparations mercurielles jouissaient, comme semblent le croire quelques médecins Anglais et Américains, d'une propriété spécifique contre l'hydrocéphale aiguë, il est évident qu'elles pourraient être administrées dans toutes les périodes de cette affection.

On ne peut guère douter que, suivant les circonstances, le degré d'intensité et les variétés de la maladie, le mercure ne soit susceptible d'agir de l'une ou de l'autre de ces manières, et peut-être est-il des cas assez nombreux où elles se trouvent toutes réunies (1). Mais la propriété excitante, s'il faut en indiquer une, est celle qu'on doit mettre le plus souvent à contribution dans la cure de la

---

(1) Une certaine dose de calomel, par exemple, peut agir comme excitante, purgative ou vermifuge, et de plus exercer une action tonique sur le système lymphatique absorbant.

fièvre cérébrale, attendu que les autres ne sont que des modifications de celles-ci.

Sous quelque point de vue qu'on considère l'action excitante du mercure, on est loin d'être d'accord sur la dose d'excitation la plus utile aux malades, ou le degré de tolérance de leurs organes, pour me servir d'une expressionconsacrée en Italie. Des médecins Anglais ont prétendu qu'il était utile d'administrer ce médicament de manière à produire une abondante salivation. Croker, Cheyne et M. Coindet entre autres, assurent avoir obtenu de bons effets de la salivation mercurielle ; mais beaucoup d'autres, et M. Coindet lui-même, ont signalé aussi les inconvéniens de cette pratique. Nous avons rarement déterminé la salivation chez les enfans confiés à nos soins, et nous pensons qu'on peut craindre, en causant par ce moyen une révulsion énergique sur les glandes salivaires, de produire une excitation générale trop forte, de réveiller ou de faire naître la complication funeste de quelque phlegmasie. Nous ajouterons que cela est d'autant plus à redouter, qu'il faut employer souvent des doses énormes de mercure pour exciter les nerfs des glandes salivaires, engourdis ou paralysés par la compression qui résulte de l'épanchement.

On doit commencer l'administration du mercure par de petites doses, dit M. Matthey, et en suspendre l'usage dès qu'on a lieu de soupçonner que le malade en a pris une quantité suffisante pour provoquer la salivation; mais il ne faut pas attendre que celle-ci se manifeste, car elle n'est pas indispensable pour le succès de la cure, et peut donner lieu à des accidens fâcheux, etc.

En résumé, quelles que soient les propriétés diverses qu'on attribue aux préparations mercu-rielles, quelle que soit l'intensité qu'on veuille donner à leur action thérapeutique, nous pensons qu'il ne faut en général l'employer qu'après avoir combattu les symptômes d'excitation ou d'irritation qui accompagnent le plus communément l'invasion de la fièvre cérébrale, et lorsqu'il n'existe aucune trace de congestion ou d'inflammation dans les viscères, et particulièrement ceux de la digestion. En agissant autrement, on pourrait courir le risque de faire naître, comme nous l'avons dit ailleurs, sur la surface intestinale ou ailleurs, quelques-unes de ces complications dont on a fait des *points de départ*, après les avoir créés. Cependant, comme il importe d'agir, surtout dans la première période de la fièvre cérébrale, on conçoit qu'il doit y avoir des exceptions à l'espèce de principe que nous venons de poser; et nous-même nous n'avons pas hésité à administrer le mercure dès le début, lorsque nous avons eu affaire à des enfans faibles, scrophuleux, et chez lesquels le système lymphatique manquait manifestement de ressort. Ces cas nous paraissent même les plus appropriés à l'emploi du mercure. L'énergie de ce médicament est tel en certaines circonstances qu'il peut déterminer l'absorption du liquide épanché ; nous pouvons fortifier notre opinion à cet égard de celles de Dobson, de Percival, d'Odier, de Cheyne. M. Brachet assure qu'il ne faut point croire le mercure inutile lors même que la mort est imminente ; Baumes le regardait comme le moyen sur lequel on devait le plus compter ; et il citait un cas de guérison dans lequel les sutures du crâne étaient écartées et les ligamens infiltrés ; Cheyne l'a vu, continue l'auteur, réussir dans des circonstances presque désespérées, au moins suspendre la terminaison du mal, interrompre les symptômes, arrêter les convulsions, rendre les sens internes et externes à leurs fonctions. Nous ajouterons que nous fûmes appelé il y a environ sept où huit ans pour voir un enfant affecté d'hydrocéphale aiguë, chez lequel un épanchement s'était effectué dans le crâne, tandis qu'on lui appliquait des pigeons fendus en quatre à la plante des pieds et sur le sommet de la tête ; nous eûmes recours de suite au calomel à très-haute dose ; son effet fut tel, que cet enfant, qui était depuis long-temps plongé dans l'assoupissement le plus profond, nous parut pendant plusieurs jours sur le point d'entrer en convalescence ; il succomba néanmoins ensuite : peuttre eût-il survécu, s'il eût été mieux soigné et dans de meilleures circonstances ?

Souvent pour augmenter l'efficacité du mercure, on l'administre sous plusieurs formes à la fois; on joint communément à des prises de calomel des frictions avec l'onguent mercuriel sur diverses parties du corps ; un médecin français (Bouvier) a beaucoup préconisé cette double méthode, il la mettait en usage dès la première période de la maladie, pendant une partie de la seconde, et croyait même qu'elle n'était pas sans efficacité dans la dernière. C'est par ce moyen qu'il assure avoir guéri l'hydrocéphale aiguë huit fois dans l'espace de sept ou huit années; il a affirmé n'avoir perdu qu'un seul malade de tous ceux qu'il avait traités par cette double médication, dans des circonstances opportunes.

M. Matthey paraît aussi avoir eu beaucoup à se louer de cette manière d'administrer le mercure chez trois malades; il faisait faire les frictions sur l'abdomen. Je n'ai jamais joint les frictions mercurielles à l'usage intérieur du calomel, je ne puis donc rien dire de cette association ; j'ai observé toutefois une hydrocéphale chronique traitée avec succès par les frictions mercurielles; je vais reproduire ici d'une manière sommaire le fait déjà indiqué dans ma dissertation inaugurale.

H. C., âgé de 4 ans, confié aux soins du docteur Mongenot, avait une tête énorme; tous ses membres étaient paralysés, les urines et les matières fécales sortaient involontairement, la tête, aban-

donnée à son propre poids, penchait sur la poitrine; la pupille était dilatée et difficilement mobile ; la voix presque éteinte, la sensibilité très-
obtuse, et les facultés intellectuelles dans un état
de nullité presque complète. Deux mois d'un traitement prescrit par le médecin désigné plus haut,
et surveillé par l'auteur de cet ouvrage, guérit ce
jeune enfant. Ce traitement consista uniquement
dans l'usage suivi des frictions mercurielles. Après
sa guérison, l'enfant marchait très-bien, faisait
usage de ses mains avec la plus grande facilité, mais
la tête avait exactement le même volume qu'auparavant.

Ainsi qu'on a pu voir par ce que nous venons
de dire, les deux seules préparations mercurielles
qui aient été employées soit isolément, soit simultanément dans l'hydrocéphale aiguë, sont le calomel à l'intérieur, et l'onguent napolitain en frictions. Les doses auxquelles on a administré ces
préparations sont très diverses : celle du calomel
varie depuis un demi-grain jusqu'à trois grains
toutes les deux ou trois heures. D'après ce mode
d'administration, le maximum de la dose pour un
jour peut s'élever de vingt-quatre à trente-six grains.
Cette quantité a été souvent dépassée. D'un autre
côté, on a aussi associé au calomel, pour augmenter son activité, divers purgatifs énergiques, tels
que l'aloès, le jalap, la scammonée, la gomme-
gutte, etc. Quant à la quantité d'onguent mercuriel

consommé en frictions, on peut l'évaluer depuis
un scrupule jusqu'à un gros pour chaque friction,
qu'on pratique le plus ordinairement dans les endroits du corps où il existe un plus grand nombre
de vaisseaux absorbans. L'onguent mercuriel est le
plus communément administré seul; cependant des
praticiens l'ont quelquefois associé au camphre.
Si nous avons bonne mémoire, M. Matthey, qui a
si bien mérité de la science relativement à l'hydrocéphale aigüe, a l'un des premiers proposé l'association de l'onguent mercuriel à d'autres substances; on pourrait la varier de diverses manières.

D. *Phosphore.* M. Coindet, le premier et peut-être
jusqu'à présent le seul qui ait fait usage de cette
substance dans le traitement de l'hydrocéphale
aigüe, raconte qu'il fut appelé, au mois de décembre 1804, pour voir une femme de 62 ans,
sujette depuis quelques mois à de violens maux
de tête; elle avait été prise subitement de vertiges,
de convulsions du côté droit, avec un affaiblissement notable de l'autre côté du corps. Les convulsions se succédaient rapidement; les pupilles
très-dilatées oscillaient d'une manière convulsive.
Ce dernier symptôme fut pour l'auteur l'indice
qu'il se formait un épanchement dans les ventricules
du cerveau; jugeant la plupart des autres moyens
insuffisans, il eut recours à une solution huileuse
de phosphore, à la dose d'une cuillerée à café,
d'heure en heure. Cette solution, continuée pen-

dant deux jours, eut un plein succès, et la malade fut bientôt rétablie. M. Coindet cite en outre deux cas d'hydrocéphale aigüe où le phosphore paraît lui avoir réussi dans une période très-avancée de la maladie. Vieusseux fut appelé pour l'un de ces malades, âgé de 3 ans, et qui se trouvait dans ce qu'on appelle la seconde période de la fièvre cérébrale. La solution de phosphore indiquée par M. Coindet contenait deux grains de cette substance par once de véhicule. Cette dose, toute minime qu'elle est, nous paraît encore bien considérable, eu égard à la grande activité du médicament, la cuillerée à café de cette solution contenant un sixième de grain de phosphore, et la totalité qu'un enfant peut en prendre, d'après la méthode de M. Coindet, pouvant s'élever à trois ou quatre grains, dans l'espace de vingt-quatre heures. On ne peut trop engager les praticiens à n'user de cet agent extrêmement corrosif que dans les cas les plus graves, et lorsqu'aucun moyen ne pourrait le remplacer. Nous n'en n'avons jamais fait usage. M. Matthey assure que l'administration du phosphore demande trop de soins et de précautions, et est trop dangereuse pour qu'il ait osé le prescrire. Enfin M. Coindet lui-même n'a pas laissé ignorer les accidens qui en résultent; il les rejette à la vérité sur le pharmacien; mais cette particularité ajoute encore aux craintes que cette drogue doit inspirer.

E. *Diérétiques.* Les médicamens qui, comme ceux-ci, augmentent l'excrétion des liquides, évidemment en excès dans une hydropisie quelconque, ne doivent pas être sans utilité dans celle du cerveau, à l'époque où, l'excitation générale étant affaiblie, l'accumulation de la sérosité peut devenir une cause de compression dangereuse. Ajoutons d'ailleurs à l'appui de cette opinion, que l'expulsion des sérosités épanchées dans une cavité splanchnique, par la voie des urines, est un fait de pratique bien constaté, dont nous avons eu tout récemment un exemple remarquable sous les yeux (1).

La scille, la digitale, sont les médicamens réputés diurétiques qui ont été le plus usités dans l'hydrocéphale aiguë. J'ai parlé dans ma dissertation inaugurale des bons effets de la scille, chez deux sujets traités avec succès à l'hôpital des enfans malades; M. Itard a fait depuis l'éloge des préparations scillitiques dans l'hydrocéphale aiguë; M. Labonardière les a aussi employées avec succès en les associant au calomel. Formey, Heineken et M. Itard, ont en outre conseillé la scille à l'extérieur et en frictions. D'un autre côté, Odier et M. Coindet ont émis une opinion différente sur

---

(1) Il s'agit d'une femme qui fut délivrée d'une ascite par l'usage intérieur de l'urée, qui excita un flux d'urine tel, que les matelats du lit en furent imbibés pendant plusieurs nuits.

l'action de ce médicament, qu'ils réprouvent en l'accusant de causer des nausées, des vomissemens et même du narcotisme ; mais cette espèce d'exclusion nous paraît peu fondée, et ne peut contrebalancer dans notre opinion l'autorité des auteurs cités plus haut, à laquelle nous joindrons celle de M. Jadelot, médecin de l'hôpital des enfans malades depuis plus de vingt ans , qui, autrefois du moins, employait habituellement les préparations scillitiques dans la fièvre cérébrale. Sans doute il y a des cas où ces préparations ne conviennent pas ; mais le praticien doit plutôt s'attacher à distinguer soigneusement ces cas, qu'à retrancher d'un trait de plume un des médicamens les plus énergiques du traitement de la maladie.

La digitale a été administrée tantôt seule, tantôt associée au nitrate de potasse, ou bien encore au calomel. M. Coindet, qui fait autorité en pratique, la regarde comme peu efficace dans la fièvre cérébrale, et la croit seulement appropriée aux cas où la maladie est la suite de la rougeole ou de la scarlatine. D'autres médecins cependant, lui assignant un des premiers rangs parmi les moyens curatifs de l'hydrocéphale aiguë, ont discuté son action : c'est ainsi que, suivant les uns, ce médicament doit être administré lorsque la sécrétion urinaire est suspendue , tandis que, selon les autres , il est moins utile comme diurétique que comme sédatif de l'appareil circulatoire , et qu'on doit craindre de le donner lorsque les forces sont affaiblies, parce qu'il est susceptible d'augmenter l'atonie du système absorbant ; enfin , certains ont cru que la digitale était vénéneuse , qu'elle pouvait aggraver les symptômes de l'hydrocéphale aiguë, surtout dans une période avancée, et qu'il ne fallait la prescrire qu'avec les plus grandes précautions. Ces contradictions s'expliquent non seulement par la diversité des idiosyncrasies individuelles, mais encore par les qualités variables de la plante et le mode plus ou moins vicieux de préparation auquel elle est soumise dans les pharmacies. Il est arrivé d'ailleurs pour la digitale ce qui est arrivé pour bien d'autres médicamens : on a souvent dépassé les limites de la vérité soit pour l'éloge , soit pour le blâme. Toutefois , après avoir lu ce qu'ont écrit sur ce point des auteurs recommandables par le zèle avec lequel ils ont recherché la vérité, tels que Bidault de Villiers et M. Matthey, on ne peut se refuser à accorder à la digitale un rang honorable parmi les moyens invoqués pour la cure d'hydrocéphale aiguë, et l'on doit désirer de nouvelles recherches à cet égard. On prescrit le plus souvent la digitale ainsi que la scille sous la forme de poudre ou de teinture; la dose de ces substances est d'un demi-grain ou d'un quart de grain , répétée plusieurs fois dans la journée pour la poudre, et pour la teinture à celle de cinq ou six gouttes, également réitérées à des intervalles plus ou moins rapprochés. Dans certains cas il est utile, même nécessaire d'augmenter ces doses; dans d'autres, au contraire, elles ne sont pas supportables, et déterminent divers accidens qui obligent à les suspendre. On peut affaiblir et même prévenir ces accidens, en prenant pour véhicule une infusion ou une teinture aqueuse aromatique avec addition de quelques gouttes d'éther, de laudanum, de castoréum, etc. Pour l'usage extérieur on emploie les teintures de la scille et de la digitale, ou bien on incorpore leur poudre dans un véhicule approprié. Formey et M. Itard se sont servis avec succès du vinaigre scillitique pour faire des frictions ou des lotions sur les extrémités inférieures.

On peut inscrire immédiatement après les deux médicamens dont nous venons de parler, la plupart des substances qui agissent plus ou moins énergiquement sur les voies urinaires, et particulièrement la racine d'aunée (inula helenium), dont nous avons eu occasion de constater les bons effets dans plusieurs cas d'hydrocéphale aiguë.

4° *Irritans dérivatifs.*

Les dérivatifs sont encore des excitans qui ont plus d'un rapport avec ceux dont nous venons de parler ; aussi ne doit-on , le plus souvent, comme les précédens , les administrer que dans une période avancée de l'hydrocéphale aiguë. On peut recourir indistinctement à tous les révulsifs, excepté ceux dont l'action , en stimulant l'estomac, est susceptible de déterminer des congestions cérébrales ; tels sont les émétiques, qui ne conviennent que dans des cas très-rares. Parlons d'abord des vésicatoires : ils ont été très-recommandés et sont du nombre des moyens qu'on administre dans tous les temps de la maladie; on les a même employés comme prophylactiques. Ces épispastiques sont particulièrement applicables, de la manière que nous venons d'indiquer , aux cas d'hydrocéphale aiguë non compliquée d'inflammation, et à ceux dont la cause présumable est la suppression prématurée ou la déviation de quelque maladie cutanée. Il est seulement utile, en considérant l'éréthisme et l'excitation générale qui dominent dans toutes les maladies aiguës des enfans , de tempérer l'action des emplâtres vésicatoires par l'addition d'un peu de camphre ou d'opium.

Odier , Lettsom , Baumes , M. Matthey, ont donné de grands éloges aux vésicatoires ; M. Brachet semble encore avoir renchéri sur ces auteurs, en disant que, quelle que fût la théorie de la fièvre cérébrale , ces épispastiques devaient toujours

faire la base du traitement de cette maladie (1).
Odier et M. Matthey veulent qu'on les emploie dès
le début ; d'autres conseillent de les faire précéder
de l'émétique , des délayans , de la saignée, etc.
Nous nous rangeons volontiers de l'avis de ces
derniers. Le titre de ce paragraphe indique assez
la propriété que nous reconnaissons aux vésicatoires ; ils peuvent exercer une diversion salutaire,
déranger l'ordre des mouvemens morbides qui
préparent une accumulation et un épanchement
de sérosité, etc. On leur a attribué plusieurs autres vertus ; telles sont celles d'attirer les sérosités
au dehors , d'exciter le système nerveux , et,
chose contradictoire , de calmer en même temps
ce système : ce qui est, soit dit en passant, un
nouvel exemple des contradictions qu'on débite
relativement à l'action des médicamens. On n'est
guère plus d'accord sur le temps où l'on doit appliquer les vésicatoires, que sur l'époque précise de
leur emploi. C'est le plus ordinairement à la nuque
et aux jambes qu'on applique les premiers emplâtres épispastiques ; mais comme on les multi-
plie souvent, on les place ensuite indifféremment
dans toutes les parties du corps , ou plutôt sur

(1) Dans des cas ils peuvent être en effet la base du traitement, mais dans beaucoup d'autres ils ne sont que des
accessoires ; ce qui fait voir la difficulté de poser des principes généraux en thérapeutique.

celles qui ne sont pas encore envahies. Dans des cas graves on applique de larges vésicatoires sur la tête après avoir rasé cette partie, ou bien dans presque toute la longueur de la colonne vertébrale ; ces sortes d'épispastiques ne nous ont pas semblé plus efficaces que les autres : sur la tête ils ont l'inconvénient d'incommoder beaucoup les enfans; sur l'épine il est très-difficile de panser les plaies, parce qu'il faut retourner la totalité du corps, qui se meut difficilement, surtout vers la fin de la maladie.

Une question importante de thérapeutique, relative aux vésicatoires, est de savoir s'il faut en user comme de simples rubéfians, ou si l'on doit en entretenir la suppuration ; Odier s'est depuis long-temps prononcé affirmativement sur ce dernier point, tandis que d'autres auteurs plus récens, dont nous adoptons entièrement les principes, sont d'avis de renouveler souvent ces épispastiques. On peut, pour rendre l'action momentanée du vésicatoire plus active, laisser, comme le conseille M. Itard, l'emplâtre vésicatoire sur la plaie, ou bien, comme le veut M. Coindet, appliquer chaque jour un nouvel emplâtre épispastique sur la surface dénudée du derme. Le pansement ordinaire avec une pommade irritante, dont on peut facilement augmenter l'activité, est à la fois plus simple et plus facile, parce que l'appareil n'exerce pas une compression aussi douloureuse que la plupart des emplâtres qui servent de véhicule aux cantharides , et que le simple taffetas épispastique lui-même.

Cheyne a proposé d'irriter les plaies des vésicatoires au moyen de l'onguent mercuriel ; ce serait une manière ingénieuse et nouvelle d'associer l'action du mercure à celle des dérivatifs extérieurs; probablement la peau dénudée absorberait d'une manière plus active que la peau intacte sur laquelle on pratique d'ordinaire les frictions mercurielles dont nous avons parlé. Des auteurs ont exprimé leur surprise de ce que les plaies des vésicatoires, quel que fût leur nombre, ne devenaient presque jamais gangréneuses chez les enfans atteints d'hydrocéphale aiguë, comme cela arrive dans d'autres hydropisies; nous pensons que cette particularité dépend uniquement de ce que dans l'enfance l'énergie et la force de résistance vitale sont supérieures à celles des individus avancés en âge, qui succombent d'ordinaire aux hydropisies et aux congestions séreuses du cerveau.

Les sinapismes, le cautère et le séton, agissent à la manière des vésicatoires : nous faisons un grand usage des sinapismes, dont l'action est plus rapide, la stimulation plus prompte que celles des vésicatoires; on peut les rendre vésicans en y ajoutant de l'ammoniaque ou de la teinture de cantharides , lorsqu'on veut produire un effet énergique. C'est à l'application réitérée de ces irritans dérivatifs que, dans un cas de fièvre cérébrale , nous avons dû la guérison d'une petite fille d'environ un an qui fut attaquée avec une grande violence, et chez laquelle il y avait des symptômes évidens de compression cérébrale. Les cataplasmes sinapisés et les pédiluves très-chauds avec la moutarde ou l'acide hydrochlorique agissent à la manière des sinapismes, mais à un plus faible degré. Ces sortes de dérivatifs sont très-propres à combattre l'assoupissement qui se manifeste à diverses reprises dans le courant du jour; en excitant une douleur plus ou moins vive, ils réveillent l'innervation ou l'action nerveuse, que le travail morbide du cerveau engourdit et désorganise : état qui produit souvent l'assoupissement, alors même qu'il ne s'est encore effectué aucun épanchement dans les cavités cérébrales, et qu'il importe par conséquent de faire cesser, pour que sa continuation n'induise point en erreur.

L'un des faits que nous avons rapportés (obs. xx) prouve même que les dérivatifs extérieurs déterminent la résorption de l'épanchement, puisque les ventricules furent trouvés plus dilatés que ne le comportait la sérosité épanchée chez un enfant qui succomba par imprudence.

On doit rapprocher l'ustion produite par le moxa des sinapismes vésicans les plus actifs; on peut y joindre l'effet d'une suppuration plus ou moins prolongée, ce qui sous un autre point de vue rapproche ce moyen du séton et du cautère, pratiqués plus ou moins profondément dans le tissu cellulaire sous-cutané, où ils entretiennent continuellement une irritation dérivative. J'ai observé des effets heureux du séton. M. Tiney, de Marseille, l'a employé avec succès. L'observation dix-neuvième en démontre aussi l'efficacité. Valentin et Macbride ont recommandé et pratiqué le moxa ; il est fâcheux que l'opération nécessaire à l'emploi de ce moyen effraie les parens, qui consentent difficilement à ce qu'on en fasse usage, ainsi que du séton.

Heineken a proposé les ventouses, Gondinet les scarifications ; nous n'avons employé ni l'un ni l'autre de ces moyens. M. Brachet dit avoir administré avec succès la pommade d'Autenrieth à l'extérieur et comme dérivative.

Les *émétiques* et les *purgatifs* sont aussi des irritans dérivatifs qu'on emploie comme auxiliaires dans les maladies du cerveau, accompagnées souvent d'une constipation et d'une inertie intestinale qui ne font qu'en aggraver les effets. L'usage que Desault faisait autrefois de *l'émétique* contre les plaies de tête a suggéré sans doute l'idée de l'administrer dans l'hydrocéphale aiguë ; mais nous croyons que cet évacuant à dose vomitive détermine une congestion dangereuse vers la tête, et qu'il faut se borner à le donner en lavage ; du reste, on ne pourrait que rarement y recourir à l'invasion de la maladie, à cause des vomissemens réitérés qui l'accompagnent presque toujours, particularité remarquable à laquelle les auteurs n'ont eu aucun égard dans l'indication vague qu'ils ont faite des émétiques. Plus tard, l'état d'engourdissement et de compression du cerveau rend encore l'administration des émétiques fort difficile, parce que l'estomac répond difficilement à la stimulation qui lui est imprimée et qu'il s'enflamme quelquefois au lieu de se contracter, pendant que le médecin double la dose du remède, dans l'espoir de provoquer le vomissement. MM. Brachet et Matthey pensent que les vomitifs ne réussissent que toutes les fois que l'hydrocéphale aiguë est accompagnée, au début, de symptômes gastriques ou bilieux, et qu'ils sont contre-indiqués quand la maladie est évidemment compliquée d'inflammation du cerveau et de ses membranes. La contre-indication nous paraît bien plus manifeste encore, quand l'inflammation a son siége dans l'estomac ou les intestins : en effet, pour obtenir une médication dérivative indirectement salutaire, il faut absolument que la stimulation frappe sur un organe sain, afin qu'elle ne devienne pas elle-même cause morbide, et que la nouvelle souffrance ne soit pas douloureusement répercutée sur l'organe malade.

Sans faire ici une mention assez inutile de la fluctuation d'opinions des médecins sur l'usage des purgatifs, nous dirons avec M. Matthey que ces moyens peuvent être utiles sous deux rapports : premièrement comme évacuans , propres à remédier à l'inertie intestinale ou à la constipation ; secondement comme révulsifs agissant sur la surface du tube digestif. Suivant que l'on veut produire l'un ou l'autre de ces effets , on doit avoir recours à des purgatifs d'une activité diverse. Ne veut-on que provoquer l'excrétion des matières fécales ? un minoratif doit suffire. Désire-t-on , au contraire, produire une active dérivation? ce sont des drastiques qu'il faut employer. Les uns sont spécialement appropriés aux premiers temps de la maladie, tandis que les autres doivent s'administrer un peu plus tard , et alors que l'irritation première qui précède l'épanchement a été modérée par les anti-phlogistiques , ou même par l'usage de simples délayans , car les délayans qui ont l'eau pour base sont d'utiles remèdes. Les purgatifs doivent être sévèrement proscrits lorsque l'hydrocéphale est compliquée d'irritation ou d'inflammation des organes de la digestion ; ils ne conviennent plus aussi lorsque la maladie est trop avancée et que les forces sont trop affaiblies ; ils impriment alors à l'économie des commotions trop fortes ; ils épuisent rapidement le peu d'énergie vitale qui reste aux enfans , et accélèrent la catastrophe au lieu de la prévenir. Odier reproche aux purgatifs d'abattre rapidement les forces; on se gardera bien , dit Richter , de les pousser trop loin ; ils sont surtout nuisibles lorsqu'il y a une grande prostration des forces. Nous avons dit, en commençant, notre avis sur l'action de ces moyens ; nous ajouterons qu'ils nous paraissent agir le plus souvent d'une manière accessoire, ou bien concourir avec beaucoup d'autres à la résolution de la maladie ; mais dans aucun cas nous n'admettrons, avec quelques auteurs, qu'ils deviennent un médicament spécial, attaquant ou détruisant directement la cause du mal ou l'élément bilieux qui résiderait dans le canal intestinal, et qui serait réputé identique avec l'une des variétés de la maladie qui nous occupe.

S'agit-il d'exciter simplement le canal intestinal, ou de faire cesser la constipation ? on se contentera d'administrer des doses ordinaires de calomel, de rhubarbe, d'huile de ricin, de manne, ou de quelques électuaires laxatifs, des sirops purgatifs qui conviennent mieux aux enfans. Mais a-t-on l'intention de produire une active révulsion ? le choix doit alors tomber sur les purgatifs les plus énergiques, tels sont les résines de jalap, de scammonée, la gomme-gutte, les teintures de coloquinte, de jalap, etc. La plupart des auteurs conseillent d'unir ces derniers purgatifs au calomel, dans l'intention de joindre à l'effet purgatif une action stimulante sur le système lymphatique, qui doit faciliter la résorption de l'épanchement. Quant aux doses des purgatifs, à divers degrés, elles doivent généralement être très-élevées, à raison de l'inertie remarquable dans laquelle l'affection cérébrale jette le canal intestinal. M. Itard veut même qu'elles soient doublées ; ce précepte ne peut guère être admis d'une manière absolue , attendu les variations infinies de la sensibilité des organes et la difficulté de découvrir l'irritation abdominale , qui existe souvent avec l'hydrocéphale aiguë. Il vaut donc mieux commencer par une dose ordinaire, sauf à l'augmenter ensuite si la première ne produit aucun effet, afin de ne pas ajouter par une méprise au mal qu'on veut combattre.

Les *sternutatoires* et les *sialagogues*, ou médicamens qui excitent la sécrétion de la salive, sont de faibles dérivatifs qu'on peut employer concurremment avec les précédens. La poudre dite de St-Ange et celle d'arnica ont été recommandées par MM. Coindet et Itard. M. Brachet cite un cas où le tabac paraît avoir été utile. Le mercure est le meilleur excitant des glandes salivaires.

4° *Anti-spasmodiques et calmans.*

La plupart de ces moyens, qu'on ne doit d'ailleurs considérer que comme très - accessoires dans la fièvre cérébrale, ont chez les malades une double action ; comme excitans, ils stimulent l'action vitale, soutiennent les forces ; comme anti-spasmodiques et calmans, ils combattent des symptômes fâcheux qui sont l'effet d'une lésion cérébrale profonde ou de la compression. On peut les administrer seuls, ou associés au mercure, aux toniques proprement dits et aux diurétiques.

L'opium a été accusé par les uns d'activer d'une manière nuisible la circulation cerébrale ; il a été vanté par les autres comme un précieux anti-spasmodique, et Odier voyait en lui un moyen curatif des plus efficaces. Selon M. Matthey, autre médecin de Genève, les préparations opiacées conviennent seulement à titre de palliatifs dans certains cas *prolongés* où les symptômes nerveux prédominent, et lorsque beaucoup d'autres accidens analogues n'ont pu être calmés par les antiphlogistiques. On a quelquefois remplacé l'opium par le *musc*, auquel on attribuait une action antispasmodique non susceptible d'accélérer la circulation cérébrale. Le *camphre*, ainsi que nous l'avons déjà dit, a été administré en frictions uni à l'onguent mercuriel ; on l'a donné aussi à l'intérieur (dans des émulsions, où associé au nitre, à l'opium), ainsi qu'en lavement. *L'assa-fœtida*, aussi nauséeux que le camphre et aussi difficile à faire prendre aux enfans, s'administre le plus souvent par le rectum.

L'oxide de zinc a éprouvé le même sort que l'opium ; les uns l'ont vanté outre mesure, tandis que d'autres l'ont tout-à-fait discrédité ; des auteurs ont prétendu qu'il était plus efficace quand il était associé à l'opium et au musc. Nous ne di-

rons rien de particulier sur ces antispasmodiques,
dont nous n'avons point fait usage ; les seuls que
nous ayons employés sont les *éthers* nitrique, acé-
tique et sulfurique, dans des compositions diurétiques, des émulsions nitrées : nous les avons aussi
associés au laudanum et à l'acide carbonique
dans des potions dites de Rivière, afin de calmer
les vomissemens, qui se prolongent souvent jusqu'à une période avancée de l'hydrocéphale aiguë,
et qui épuisent les malades.

Les bains tièdes sont aussi des calmans et des
anti-spasmodiques, qui, pour n'être qu'accessoires, ne sont pas à dédaigner.

Ce que nous venons de dire de divers antispasmodiques s'applique également au *castoreum*, à la
valériane, etc., et à quelques médicamens narcoti-
ques, tels que la *belladonne*, *la jusquiame*, etc.

5° *Diaphorétiques.*

Au premier abord, la théorie fait présumer
que ces moyens peuvent être d'une grande efficacité dans toutes les maladies où des sérosités s'é-
panchent dans l'intérieur des cavités splanchniques ; il semble qu'une active diaphorèse soit
apte à rétablir l'équilibre entre les fonctions
exhalantes et absorbantes, lorsque l'excitation
qui a rompu cet équilibre est un peu calmée.
Malheureusement ici, comme dans tant d'autres
circonstances, les raisonnemens et les inductions

de la théorie ne sont pas confirmés par l'expérience.
Nous ajouterons que le défaut de succès de ces
moyens actifs dépend probablement de ce que ,
ne pouvant être employés de bonne heure à cause
de l'excitation vive qu'ils produisent , leur administration est trop tardive. M. Itard , l'un des premiers, ayant considéré la transpiration comme une
voie d'expulsion pour le liquide épanché dans
l'hydrocéphale aiguë , et s'appuyant sur les avantages que procurent les sudorifiques , quand on
peut en faire usage dans les hydropisies , résolut
de faire usage des bains de vapeurs ; il y fut en-
couragé par un cas de guérison attribué à ce
moyen , et inséré dans les *Medical commentaries
de* 1782. Rien de plus simple , dit M. Itard ,
que l'administration de ces bains : on chauffe
une baignoire vide , en la lavant avec de l'eau
bouillante , ou en la tenant pendant quelques
minutes renversée sur un réchaud allumé ; on y
place de suite le malade sur un tabouret bas ,
et les pieds également posés sur un support ; on
verse alors dans la baignoire , en faisant momentanément retirer les jambes au malade , cinq ou
six pintes de liquide bouillant. L'auteur ajoute
que , d'après des essais comparatifs , celui qui excite le plus efficacement la transpiration est une
décoction de fleurs de sureau dans le vinaigre. Une
couverture de laine tendue sur la baignoire , et
tournant autour du cou du malade, ne lui laisse

que la tête au dehors. On couvre cette partie avec une serviette pliée en plusieurs doubles, et trempée dans l'eau froide. Au bout de sept ou huit minutes, la sueur de la figure annonce celle de tout le corps, on la laisse s'écouler encore quelques minutes et l'on retire le malade pour le placer dans un lit très-chaud (1). L'auteur ajoute avoir obtenu deux guérisons par l'emploi des bains de vapeurs, administrés de cette manière. Aussitôt que les essais de M. Itard me furent connus, je saisis la première occasion qui s'offrit à moi pour en faire usage; j'ai été moins heureux que lui, quoique j'aie employé un appareil bien préférable au sien : je veux parler de l'appareil de M. Gautier, pharmacien à Paris, qui consiste à envelopper jusqu'au cou et hermétiquement les malades dans leur lit, avec une chemise de flanelle doublée de taffetas gommé, et de les soumettre, au moyen d'un conduit de cuir et d'un réservoir chauffé par une lampe à l'alcool, à l'action d'une vapeur aqueuse, dont on peut mesurer le degré de chaleur à l'aide d'un thermomètre annexé à l'appareil. Je n'ai point réussi, je le répète. Je crois que le défaut de succès tient à ce qu'on ne peut employer les bains de vapeurs que dans une période trop avancée de la maladie,

____

(1) Dictionnaire des sciences médicales, tom. 22, p. 238.

15

et lorsque l'épanchement s'est déjà effectué; plus tôt, ce moyen ne ferait qu'accroître la fièvre qui est si violente, augmenter l'anxiété et la congestion cérébrale; je pense qu'on ne doit pas y recourir.

6° *Ponction.*

Cette opération, pratiquée avec succès dans l'hydrocéphale chronique, notamment par le docteur Rossi, de Turin (1), a été proposée et exécutée dans l'hydrocéphale aiguë, mais elle n'a point réussi. Le défaut de succès s'explique facilement ici par la profondeur à laquelle il faut pénétrer pour arriver dans les ventricules, par le vide subit qui doit résulter de l'évacuation de la sérosité, par l'introduction de l'air, etc., etc.

Nous ferons une remarque fort simple, à laquelle pourtant on ne semble pas avoir pensé, c'est que pour se déterminer à pratiquer une opération de cette nature, il faudrait être certain qu'il existe un épanchement dans l'un ou l'autre ventricule, certitude qu'il est bien difficile d'acquérir. Ajoutons, en outre, que l'épanchement existe quelquefois dans le quatrième ventricule ou dans le tissu cellulaire sous-arachnoïdien. Alors, nous le demandons, à quoi servirait la ponction ou le trépan?

____

(1) Chirur. op. Tom. II.

7° Modification du traitement suivant les causes, les complications et les variétés de la fièvre cérébrale.

Nous avons déjà traité implicitement de ces diverses modifications en parlant de chacun des médicamens en particulier; nous n'ajoutons ici que quelques réflexions très-sommaires.

Nous avons admis deux sortes d'hydrocéphale aiguë : l'une simple, et l'autre compliquée d'inflammation; on voit de suite quelle influence doit exercer cette distinction sur le traitement qu'on doit leur appliquer. En thèse générale, les toniques, les excitans, les diurétiques, les préparations mercurielles, les bains de vapeurs conviendront plus spécialement à la première espèce, tandis que les évacuations sanguines, les délayans, les bains tièdes, les dérivatifs extérieurs seront plus appropriés à la seconde. La nature diverse des causes nombreuses de l'hydrocéphale aiguë doit aussi faire varier les moyens de traitement; ainsi, lorsque la maladie coïncide avec la terminaison incomplète ou, comme on dit, à la répercussion d'une phlegmasie cutanée, ou autre exanthème, il faudra, ce semble, recourir plus tôt que l'art ne le prescrit généralement, aux irritations de la peau, aux bains de vapeurs et autres moyens analogues pris pour base du traitement, sans négliger d'ailleurs d'au-

15 *

très médications accessoires. L'hydropisie encéphalique tient-elle à un état de faiblesse notable, à une atonie scrophuleuse? c'est le cas peut-être de commencer le traitement par les toniques, les frictions mercurielles, le vin. Au contraire, si on a acquis la certitude que la maladie a été produite par des chutes sur la tête, la suppression d'une hémorrhagie, etc., il faut recourir aux évacuations sanguines avec plus de hardiesse et au-delà des mesures approximatives indiquées plus haut.

Parmi les complications, celle qui dépend de la présence des vers fournit l'indication la plus facile; et il nous est arrivé plus d'une fois d'associer avec avantage les anthelmentiques aux scillitiques, aux vésicatoires, aux purgatifs, etc.

OBSERVATIONS

SUR L'HYDROPISIE DU CERVEAU, C'EST-A-DIRE SUR L'HYDROCÉPHALE INTERNE OU HYDROPISIE DES VENTRICULES DU CERVEAU ;

Par Robert Whytt ; publiées en 1768.

L'hydrocéphale, ou hydropysie de la tête, est externe ou interne ; la première a son siége sur le tissu cellulaire, situé entre la peau et le péricrâne, ou entre cette dernière membrane et le crâne. Dans l'hydrocéphale interne, la sérosité est quelquefois épanchée entre le crâne et la dure-mère, ou entre cette dernière et la pie-mère ; mais on la rencontre plus communément dans les ventricules du cerveau, au-dessus du corps calleux. Cette espèce d'épanchement n'est pas seulement le plus fréquent et le plus dangereux, mais encore celui dont les médecins ont semblé avoir eu la moindre connaissance.

Hippocrate a énuméré, dans son livre *des maladies*, les signes de l'épanchement dans le cerveau ; du moins c'est ainsi que l'ont entendu les traducteurs. Mais il est évident que les mots ἐπὶ τω ἐγκεφάλω signifient plutôt autour que dans le cerveau ; et d'après cela, il est bien probable qu'Hippocrate n'a voulu parler que de la sérosité épanchée entre la dure-mère et le cerveau. Cela acquiert un nouveau degré de vraisemblance, quand on le voit plus bas proposer d'évacuer cette même sérosité par le moyen d'une perforation pratiquée à la partie supérieure du crâne; opération qui n'aurait eu aucun but, si l'épanchement avait existé dans l'intérieur du cerveau.

Celse n'a fait que mentionner brièvement l'hydrocéphale externe ou hydropisie des tégumens de la tête. *Aetius* et *Paul d'Egine* en disent un peu davantage sur ce sujet, et font observer qu'il se trouve quelquefois de la sérosité épanchée entre le crâne et les méninges.

Mercuriali, qui vivait au commencement du seizième siècle, parle de l'épanchement de sérosité dans les ventricules du cerveau comme d'une chose possible, en ajoutant qu'il en pourrait résulter une apoplexie.

Wepfer avait extrait de divers auteurs plusieurs cas d'épanchement de sérosité dans les cavités du cerveau, et le célèbre Boerhaave regarde cette maladie comme une espèce d'hydrocéphale; mais aucun de ces auteurs, non plus que ceux qui les ont précédés, ne nous ont fait connaître les signes qui peuvent faire distinguer l'hydropisie des ventricules du cerveau des autres maladies qui affectent cet organe. Petit, dans une note sur l'hydrocéphale, imprimée dans les Mémoires de l'Académie des Sciences pour l'année 1718, fait la remarque qu'il n'a jamais trouvé dans les cadavres de sérosité dans aucun point de l'intérieur

du crâne, mais bien dans les ventricules du cerveau ; ce qui fait supposer que les autres espèces
d'hydrocéphale interne étaient très-rares.

Les symptômes de l'hydropisie des ventricules
du cerveau, suivant cet auteur, sont dans le commencement de légères convulsions de la bouche
et des paupières; les malades se mordent les lèvres,
éprouvent des vents et se grattent le nez comme
s'ils avaient des vers. Ils sont constipés ou éprouvent de la diarrhée et quelquefois des vomissemens;
ils sont plus ou moins assoupis, suivant la quantité de sérosité épanchée dans le cerveau. Ils deviennent pâles, tristes, faibles et languissans. Les
yeux sont comme hébétés, les pupilles dilatées,
les sutures du crâne écartées, les os flexibles ; le
front fait saillie, les yeux semblent chassés de
leurs orbites, la tête enfle comme si elle allait
s'ouvrir, et le malade meurt bientôt après.

Quoique cette description des symptômes de
l'hydrocéphale interne soit beaucoup supérieure à
celle qu'en avaient faite les prédécesseurs de Petit,
cependant elle est si incomplète, que je ne crains
pas de dire qu'elle n'est pas suffisante pour faire
connaître une hydrocéphale interne, tant qu'elle
ne sera pas avec enflure de la tête, ou jusqu'à ce
qu'on ait attendu que la tête soit enflée ou dis-
tendue.

Petit fait mention de légères convulsions de la
bouche et des paupières, qui se manifestent dans

le commencement de la maladie; cependant je n'ai jamais observé aucun mouvement convulsif jusque vers la fin. Il dit aussi que les malades sont toujours plus ou moins assoupis; moi, au contraire, j'ai observé qu'ils n'avaient d'abord aucune propension à la stupeur ; mais qu'à une époque plus avancée de la maladie, ils tombaient dans l'assoupissement et même dans le coma. Il assure aussi qu'il n'a jamais trouvé de sérosité épanchée ailleurs que dans les ventricules du cerveau ; cependant il est certain que l'écartement des sutures et l'enflure de la tête ne peuvent exister que chez les très-jeunes enfans qui sont très-peu sujets à l'espèce d'hydrocéphale qui nous occupe, comme ceux de deux ans et au-dessus. Sur environ vingt enfans que j'ai vus mourir de cette maladie, il n'y en avait qu'un seul au-dessous de *six mois;* les autres avaient entre deux et six ans, et tous moururent sans avoir d'enflure à la tête, d'écartement des sutures et de *protrusion* des yeux. Enfin Petit remarque que les malades louchaient et avaient de l'aversion pour la lumière; il a également noté qu'ils présentaient beaucoup de variations dans le pouls et une grande chaleur. Ce sont, comme nous l'avons confirmé nous-même, les symptômes les plus certains de cette maladie.

Ledran, qui a écrit après Petit sur l'hydrocéphale interne, l'a fait de manière à nous faire croire qu'il n'avait vu que des cas d'hydrocéphale dans lesquels il y avait à la fois épanchement dans les ventricules et entre le crâne et le cerveau.

Monro a bien indiqué diverses espèces d'hydrocéphale dans son Traité de l'Hydropisie ; mais ce ne peut être qu'au moyen des symptômes dont il fait seulement mention que nous pourrons, comme il le remarque lui-même, distinguer l'espèce d'hydrocéphale interne des autres maladies du cerveau.

Il me semble étrange que l'hydropisie des ventricules du cerveau, qu'on rencontre si fréquemment de nos jours, ait été inconnue aux anciens, et que la plupart des modernes s'en occupent si peu. La raison en est que les malades qui meurent de cette maladie sont généralement supposés avoir succombé à une fièvre se terminant par un coma, et que rarement, dans de semblables cas, on procède à l'ouverture de la tête.

Quoique l'hydropisie aiguë des ventricules du cerveau produise très-rarement l'écartement des sutures et l'enflure de la tête, néanmoins, dans la plupart des cas, on peut facilement la distinguer des autres maladies par les symptômes suivans que j'ai observés et recueillis avec le plus grand soin chez environ vingt malades que j'ai traités.

Description des symptômes de l'hydropisie des ventricules du cerveau.

Première période.

Les enfans atteints de l'hydropisie des ventricules du cerveau commencent à présenter plusieurs des symptômes que nous allons décrire , quatre, cinq, six semaines et même davantage avant leur mort. Ils perdent d'abord de leur appétit et de leur vivacité; ils deviennent maigres, pâles; ils ont toujours le pouls fréquent et un peu de fièvre. Dans quelques cas, j'ai vu l'hydrocéphale accompagnée d'une fièvre considérable avec de fréquentes rémissions irrégulières. Dans d'autres , les paroxismes reviennent assez régulièrement dans la soirée, et presque toujours alors la maladie a été prise pour une fièvre lente , nerveuse , irrégulière, ou pour une fièvre vermineuse ; chez les enfans de cinq ans et plus , j'ai remarqué que le pouls battait cent dix, cent vingt, cent trente et même cent quarante fois par minute; mais rarement il m'a paru assez plein pour indiquer la saignée. Chez d'autres , la fréquence du pouls et la chaleur de la fièvre étaient beaucoup moins considérables; mais je ne me rappelle avoir vu aucun malade qui n'eût un peu de fièvre, dans ce que j'appelle la première période de la maladie.

« Tandis que l'état fébrile continue ou s'accroît, les malades perdent de plus en plus l'appétit; la langue est souvent blanche et quelquefois très-nette; vers la fin de la maladie elle présente une rougeur aphtheuse. Les enfans sont attérés et vomissent souvent une fois ou deux par jour, ou une fois en deux jours. Ils se plaignent d'une douleur au sommet de la tête ou bien à la partie du front située au-dessus des yeux. Ils sont communément constipés, quoiqu'ils aient parfois du dévoiement; leurs intestins sont difficiles à exciter par les purgatifs, et quelquefois le siége de tranchées assez vives. L'abattement qu'ils éprouvent les fait rester au lit, quoiqu'ils soient souvent plus disposés à veiller qu'à dormir. Ils ne peuvent supporter la lumière, et se plaignent, souffrent, quand on leur met une chandelle devant les yeux; on les a vus se gratter le nez et grincer des dents pendant le sommeil, comme il arrive dans les affections vermineuses.

Tels sont les symptômes de la première période, pendant laquelle il est très-difficile de distinguer l'hydropisie du cerveau de la fièvre lente irrégulière causée par la présence des vers, par d'autres affections des intestins ou par quelque autre cause. Dans la seconde période, les symptômes nous mettent à même d'établir d'une manière plus certaine le diagnostic de cette maladie. Mais avant d'en tracer le tableau, je dois observer que je n'ai vu que deux malades qui n'aient point eu de vomissement dans la première ni dans la seconde période. Un d'eux était une fille de huit ans, qui, bien qu'elle eût de l'aversion pour les alimens, ne cessa d'en prendre que trois jours avant sa mort, et ne se plaignit jamais de la tête que douze ou quatorze jours avant de mourir. Cependant ce dernier symptôme se manifeste la plupart du temps trois ou quatre semaines, et en certains cas plusieurs mois avant la fin de la maladie : cette malade supportait aussi mieux qu'aucun autre l'impression de la lumière. Celui qui n'avait pas eu de vomissement était un garçon de onze ans; il s'était plaint du mal de tête, quoiqu'il restât beaucoup au lit et eût de la répugnance pour le mouvement. En général les vomissemens, le mal de tête, l'aversion pour la lumière sont les symptômes caractéristiques de la première période de cette espèce d'hydrocéphale.

Symptômes de la seconde période.

La seconde période commence lorsque le pouls, de fréquent et régulier qu'il était avant, devient lent et irrégulier : ce qui a lieu quelquefois trois semaines, souvent quinze jours ou même moins avant la mort du malade. Dans cette période, le pouls est communément plus lent qu'il ne l'était dans la première ; souvent même moins fréquent que dans l'état de santé. Chez une jeune fille de treize ans , le pouls, qui avait pendant quinze jours battu plus de cent fois par minute , tomba à quatre-vingt-quatre environ neuf jours avant sa mort, le lendemain à soixante-dix , et le surlendemain à soixante , devenant toujours d'autant plus irrégulier qu'il était plus lent. Chez un jeune homme de seize ans , le pouls, qui pendant plusieurs semaines avait été fébrile , ne donnait que soixante-huit pulsations quinze jours avant sa mort; deux jours plus tard, il tomba à soixante, puis à cinquante. Un garçon de neuf ans présenta quinze jours avant sa mort un pouls irrégulier et qui battait de soixante à soixante-quinze fois par minute. Chez un autre de quatre ans , le pouls tomba à quatre-vingt-huit, neuf jours avant son décès. Une fille de sept ans, quinze ou seize jours avant de succomber à la maladie , offrait un pouls qui battait cent quinze fois par minute, le lendemain il était plus lent que dans l'état naturel, et très-irrégulier. Pendant les cinq ou six jours qui suivirent , le pouls donnait quatre - vingts ou quatre-vingt-six pulsations par minute.

Chez deux enfans qui n'avaient que peu de fièvre dans cette période , le pouls tomba de cent au-dessous de quatre-vingts. Je n'ai jamais vu de malade affecté de l'hydropisie des ventricules du cerveau dont le pouls ne soit pas revenu à son état naturel, excepté cependant un seul : c'était une fille d'environ sept ans, dont le pouls, après avoir été pendant plusieurs semaines à cent trente pulsations dans la matinée, et à cent quarante dans la soirée, tomba à quatre-vingt-dix-huit quinze jours avant sa mort. Cependant la chaleur, la soif et les autres symptômes avaient la même intensité, quoique le pouls eût diminué d'environ trente pulsations par minute.

Il faut observer que lorsque dans cette maladie le pouls est lent, ou plus lent que dans l'état naturel, il est toujours inégal et irrégulier, soit pour la force, soit pour l'intervalle des pulsations. Quand il devient plus fréquent, l'irrégularité diminue; vient-il à être très-fréquent, alors il est plus égal et plus régulier. Il faut noter, en outre, que bien que dans la seconde période le pouls devienne beaucoup plus lent qu'il ne l'était auparavant, la chaleur de la peau continue toujours à être la même, ou plutôt semble s'accroître.

J'ai insisté plus longuement sur cet état du pouls dans la seconde période, parce qu'il nous fournit le plus sûr moyen de diagnostic.

La plupart des symptômes mentionnés dans la première période continuent dans la seconde. Les malades sont hors d'état de se tenir debout, quoique généralement ils dorment peu, jusque vers la fin de cette période, époque à laquelle ils commencent à devenir assoupis. Ils se plaignent beaucoup, cependant ils ne peuvent dire ce qui leur fait mal; les yeux sont livrés à des mouvemens convulsifs qui les entraînent en dehors ou en dedans, et ils se plaignent quelquefois de voir les objets doubles. Vers la fin de cette période il se manifeste du délire; les enfans poussent des cris perçans, comme s'ils étaient bien effrayés; environ à la même époque ou plus tard., ils rendent fréquemment de véritables vers, ou quelque substance qui ressemble à des fragmens de vers. Cependant cette évacuation ne soulage pas les malades et ne sert qu'à induire en erreur le praticien peu expérimenté sur la nature de cette maladie.

L'urine varie dans cette période aussi bien que dans les autres; elle présente souvent un sédiment considérable; d'autres fois elle n'en offre point du tout, mais le plus communément elle dépose une matière blanche et peu consistante. Dans plusieurs cas, j'ai observé que l'urine déposait un sédiment furfuracé considérable, et qui se précipitait au fond du vase peu de jours avant la mort, lorsqu'il n'était point encore séparé du liquide urinaire.

La respiration a, dans cette période, mais principalement dans la dernière, une odeur désagréable de malade, que je ne me rappelle pas avoir observée dans aucune autre maladie. Pendant la seconde période aussi bien que dans la troisième, les malades sont plus ou moins irritables, plus intraitables que dans les autres temps de la maladie.

Symptômes de la troisième période.

Lorsque le pouls (qui pendant quelque temps était aussi lent et même plus lent que dans l'état naturel) devient fréquent, fébril, régulier, on peut dire que la troisième et dernière période commence.

On observe ce changement dans le pouls, cinq, six ou sept jours avant la mort. Je n'ai vu que deux malades chez lesquels le pouls ne devint fréquent que deux jours avant la mort ; et deux autres, au contraire, chez lesquels cette même fréquence se manifesta neuf ou dix jours avant l'événement fatal.

Le degré de fréquence du pouls varie, chez les malades, comme l'époque de son passage de la lenteur à la fréquence. Chez quelques-uns il s'élève de soixante-dix, quatre-vingts ou quatre-vingt-dix pulsations par minute, à cent, cent vingt, cent quarante, cent soixante-dix, et quelquefois même à plus de deux cents aux approches de la mort ; chez d'autres il passe presque subitement de cent à cent cinquante pulsations dans un seul jour. Le pouls, devenu plus fréquent dans la dernière période, ne présente pas toujours le même rhythme; il est souvent lent une bonne partie de la journée, puis devient ensuite plus fréquent le reste du jour; généralement la fréquence du pouls est plus grande le jour de la mort qu'à une autre époque de la maladie. Chez un malade que je soignais, il battait environ deux cent dix fois par minute ; je n'ai observé aucun individu mort de cette affection, qui n'eût au moins cent trente pulsations. Le malade qui, dans les premières périodes, semble disposé au sommeil, tombe dans l'assoupissement et le coma. Quand on le réveille, il ne prononce que des mots incohérens, et paraît insensible. L'invasion du coma est incertaine : elle a souvent lieu vers la fin de la seconde période, avant que le pouls soit devenu fréquent pour la seconde fois. Cependant, dans un petit nombre de cas, j'ai vu cette fréquence du pouls survenir avant l'état comateux.

Souvent les paupières se paralysent l'une après l'autre, dans le même temps, et souvent plus tôt, l'une des deux pupilles cesse aussi de se contracter et demeure très-dilatée ; mais l'apparition de ce symptôme varie beaucoup : chez quelques malades, six ou sept jours, et chez d'autres deux ou trois jours avant la mort. Trois ou quatre jours avant le décès d'un enfant, je fus surpris d'observer que les pupilles, qui avant étaient très-dilatées, n'étaient pas plus larges que dans l'état naturel. Je me flattai d'abord de l'espoir que cette maladie aurait une terminaison favorable; mais je fus bientôt détrompé, car ayant donné à l'enfant une cuillerée d'eau de cannelle avec quelques gouttes d'esprit volatil huileux, les pupilles devinrent aussi larges qu'elles l'avaient été la veille; à peine une demi-heure s'était-elle écoulée, qu'elles se contractèrent de nouveau; mais elles se dilatèrent immédiatement après, en plaçant sous le nez du malade de l'esprit de sel ammoniaque; j'ai depuis observé les mêmes variations dans les pupilles d'un enfant de quatre ans, trois jours avant la mort. Les pupilles, dans ce cas, non-seulement s'élargissaient lorsqu'on donnait au malade une cuillerée de vin, ou qu'on lui faisait respirer quelque esprit volatil, mais encore quand on employait la moindre excitation, comme lorsqu'on soulevait les paupières qui avaient perdu tout leur mouvement, et qui étaient tellement pendantes qu'elles couvraient presque la moitié du globe de l'œil. Avant de tomber dans l'état comateux, les enfans se plaignent quelquefois de voir des objets étrangers qui les effraient; un jour ou deux avant la mort, la conjonctive de l'un ou des deux yeux s'enflamme fréquemment; les malades conservent l'ouïe quelques jours après avoir perdu la vue.

Dans cette période, les malades portent constamment leurs mains à leur tête, et éprouvent généralement des mouvemens convulsifs dans les muscles des bras, des jambes, de la face; ils ont aussi des soubresauts dans les tendons. Chez une fille de trois ans, j'observai, la veille de sa mort, que ses mains étaient retenues dans une flexion permanente par un état de spasme des muscles. Un jeune garçon de six ans, qui, dans l'état de santé, était sujet à des spasmes, commença sur la fin de la seconde période à ressentir une fois ou deux par jour, dans l'un des bras, une crampe qui s'étendait à la gorge et l'empêchait souvent de parler pendant quelques minutes. Une des deux joues devenait, deux ou trois fois par jour, rouge et chaude, tandis que l'autre devenait pâle et froide. Les rougeurs se montraient généralement deux, trois ou quatre jours avant la mort. Chez un garçon de cinq ans, un côté des deux bras était fréquemment rouge, tandis que l'autre ne changeait jamais de couleur. Après la mort, les bras et la poitrine étaient d'une couleur pourprée intense.

J'ai soigné un malade qui, quatre jours avant de mourir, saigna deux fois au nez.

Ceux qui ont été constipés dans le commencement de la maladie sont souvent relâchés dans la troisième période, et se plaignent de coliques. Un jour ou deux les malades ont la déglutition très-difficile, ou ne peuvent rien avaler; enfin la respiration devient plus fréquente et plus laborieuse, et chez quelques sujets il y a un intervalle considérable entre chaque respiration. J'ai aussi observé ce mode de respiration chez ceux qui étaient morts d'une apoplexie produite par une suppression d'urine.

A l'ouverture de la tête de dix malades dont j'avais recueilli les symptômes ci-dessus mentionnés, j'ai trouvé dans tous un fluide transparent épanché dans les ventricules antérieurs du cerveau, immédiatement au-dessous du corps calleux. J'ai souvent trouvé le même liquide épanché dans le troisième et le quatrième ventricule.

Je n'ai jamais trouvé de sérosité entre la dure-mère et le cerveau, entre les hémisphères, ou immédiatement au-dessus du corps calleux, quoiqu'il semble y avoir une communication entre les deux ventricules antérieurs; cependant, dans deux cas, j'ai trouvé l'un de ces ventricules très-distendu, tandis que l'autre ne contenait qu'une petite quantité de sérosité.

La quantité de sérosité épanchée dans les ventricules varie généralement entre deux et cinq onces; on m'a parlé cependant d'un cas où cette quantité égalait huit onces. Cette sérosité ne se coagule pas par la chaleur comme le sérum du sang ou la lymphe qu'on trouve dans le péricarde, ou celle qu'on retire de l'abdomen des hydropiques par la ponction, et cette différence paraît due aux artères exhalantes du cerveau qui sont plus petites que celles des autres parties.

Signes diagnostiques de l'hydropisie du cerveau.

Après avoir fait connaître les divers symptômes qui annoncent communément un épanchement de sérosité dans le cerveau , je vais récapituler ceux d'entre eux qui nous offrent les signes les plus certains et les moyens les plus sûrs de distinguer cette maladie des autres affections qui lui ressemblent quelquefois au point d'induire le praticien en erreur ; cela me paraît d'autant plus nécessaire, que cette maladie était entièrement inconnue aux anciens , et que le petit nombre des modernes qui s'en sont occupés l'ont plus décrite d'après leurs idées théoriques qu'en se fondant sur l'observation.

Tandis que la plupart des écrivains modernes ont confondu les signes de l'hydropisie des ventricules du cerveau avec ceux de l'hydrocéphale externe , un petit nombre d'autres ont assigné avec plus de raison à cette espèce d'hydropisie tels symptômes qui sont inhérens à la compression du cerveau , mais sans faire connaître son invasion et ses progrès : ce qui cependant aurait pu mettre le médecin à même de la distinguer des autres maladies de la tête, des vers intestinaux, des embarras de l'estomac et du tube digestif, ou de la fièvre lente qui dégénère en coma.

J'ai déjà fait observer qu'il était difficile de caractériser l'hydrocéphale interne dans la première période de cette affection. Néanmoins, quand on a affaire à un malade âgé de plus de cinq ou six ans, affecté d'une fièvre lente sans type, dont les rémissions ou les accès sont irréguliers ; quand les malades atteints de cette fièvre vomissent une fois par jour ou dans l'espace de deux ou trois jours ; quand ils évitent la lumière et se plaignent d'une douleur au sommet de la tête, au-dessus des yeux, après quelques jours de fièvre, ou qu'ils se plaignent d'une douleur aux parties environnantes, qui ne se dissipe pas comme dans le mal de tête des fièvres ordinaires ; quand enfin ces douleurs ne cèdent pas à des vomitifs répétés, à des purgatifs convenables, ni à des vésicatoires, il y a alors quelque raison de croire que de la sérosité s'est épanchée dans les ventricules du cerveau.

Néanmoins, comme les vers et autres dérangemens de l'estomac et des intestins produisent souvent la plupart des signes ci-dessus, ainsi que les autres symptômes de la première période de la maladie, nous sommes souvent réduits à supposer cette maladie jusqu'à ce qu'elle soit parvenue à sa seconde période, époque à laquelle le pouls commence à devenir presque aussi lent et plus lent que dans l'état naturel, et qu'il est en même temps irrégulier. C'est, comme je l'ai observé, le signe le plus infaillible de la présence de l'épanchement dans les ventricules du cerveau, surtout si en même temps le malade n'éprouve pas de soulagement, et si la chaleur fébrile ne diminue pas avec la fréquence du pouls.

Quand les glandes du mésentère deviennent squirrheuses, les malades sont pris de la fièvre lente, leur pouls est fréquent et quelquefois irrégulier ; mais il n'est jamais aussi lent que dans l'état de santé. Dans le cas de vers intestinaux, quoique le pouls soit généralement fréquent, cependant il est quelquefois plus lent que dans l'état naturel, et irrégulier ; mais quand cela arrive, la peau est fraîche, et il n'y a pas de fièvre. Mais dans l'hydropisie du cerveau, lorsque le pouls devient lent et irrégulier, la chaleur de la peau ne diminue pas sensiblement non plus que les autres symptômes de la fièvre ; car dans ce cas le mouvement du cœur n'est pas accéléré en proportion du degré de chaleur et de fièvre.

Chez les personnes d'une constitution délicate, nous avons trouvé le pouls lent et irrégulier quand elles souffraient de crampes d'estomac, de coliques spasmodiques, de violentes céphalalgies nerveuses (comme on les appelle communément) ; mais on doit observer que dans ces cas cette espèce de pouls n'est accompagnée d'aucune chaleur à la peau.

Ainsi donc quand avec un pouls lent et irrégulier on observe de la soif, de la chaleur fébrile, de l'insomnie, du strabisme, de la diplopie, du délire, des cris plaintifs succédant aux symptômes de la première période, on doit fortement soupçonner qu'il y a de l'eau épanchée dans les ventricules. Cela devient encore plus évident, quand bientôt après les malades tombent dans l'assoupissement avec dilatation et paralysie de la pupille ; que le pouls devient fréquent, le joues se colorent, et que ces symptômes sont suivis de mouvemens convulsifs, de soubresauts des tendons, etc.

Il est vrai qu'on observe quelques-uns des véritables symptômes d'hydrocéphale interne vers la fin des fièvres dans lesquelles les malades très-affectés du cerveau tombent dans un état comateux avant de mourir. Mais la fièvre dépendant de l'hydropisie des ventricules se distingue facilement des autres, lorsqu'on fait attention à la marche de la maladie, et particulièrement au pouls, qui, après avoir été fréquent pendant la première période, devient lent et irrégulier, et enfin acquiert une plus grande fréquence que jamais ; en outre, on rencontre rarement dans les autres fièvres la dilatation de la pupille, le strabisme et les cris aigus.

Il n'y a point de maladie dont les symptômes ressemblent autant à l'hydropisie des ventricules que celle provenant des vers intestinaux ; car sans compter la fièvre lente, on observe dans ce cas un défaut d'appétit, des vomissemens, des douleurs de tête, du délire et des convulsions. Toutefois quand ce sont les vers qui produisent un pouls lent, irrégulier, les malades n'ont pas cette chaleur fébrile si remarquable dans l'hydrocéphale interne.

Des causes de l'hydropisie des ventricules du cerveau.

La cause immédiate de cette maladie et celle de toutes les hydropisies est toujours la même, c'est-à-dire un tel état des parties qui fait que les exhalans artériels fournissent plus de fluides que les veines absorbantes ne peuvent en absorber. Ce défaut d'équilibre peut tenir à plusieurs causes.

1° Il peut exister un relâchement primitif, une faiblesse dans le cerveau en conséquence de laquelle les petits vaisseaux exhalans artériels des ventricules versent plus de lymphe que les veines absorbantes ne peuvent en repomper. Chez les enfans au-dessous d'un an, j'ai souvent observé des hydrocèles ou épanchemens de sérosité entre la tunique vaginale et le testicule, dépendans de la même cause ; et j'ai guéri cette maladie par de petites doses de rhubarbe et par des embrocations faites avec des linges imbibés d'eau-de-vie, ou imprégnées de vapeurs de myrrhe, d'oliban et de succin, appliquées sur le scrotum, en ayant le soin de soutenir les testicules avec un bandage ou brayer.

2° Lors même que le cerveau n'est pas atteint d'une faiblesse primitive, il peut avoir été suffisamment lésé pendant l'accouchement par la compression des os du crâne, pour donner lieu dans la suite à un épanchement de sérosité dans les cavités encéphaliques.

3° Un engorgement squirrheux développé dans la glande pituitaire ou dans d'autres parties contiguës aux ventricules du cerveau peut, en comprimant les troncs voisins des veines absorbantes, s'opposer au mécanisme de l'absorption des liquides que les petits artères exhalent constamment, et occasioner l'hydropisie du cerveau. C'est absolument de la même manière que l'état squirrheux du foie, de la rate, du pancréas, produit souvent l'ascite. Nous ferons observer, à l'appui de cette opinion, que M. Petit a fréquemment trouvé la glande pituitaire squirrheuse chez les individus morts de l'hydropisie des ventricules du cerveau.

Dans un cas j'ai trouvé une tumeur considérable dans la couche des nerfs optiques du côté droit; elle était de la grosseur d'un œuf de poule, d'une consistance ferme, et jaune en dedans.

L'hydropisie peut exister nonobstant toute espèce d'obstruction dans le cerveau; elle dépend alors d'un état trop aqueux du sang. Quand le sang est trop clair, les artères exhalantes four-

nissent plus de sérosité que dans l'état naturel ,
tandis que les veines absorbantes en repompent
moins. Dans cet état morbide , la sérosité a une
grande tendance à s'accumuler soit dans le cerveau , soit dans l'abdomen , soit dans le thorax ,
suivant la faiblesse relative de ces parties, c'est-à-
dire qu'elle s'accumule dans la plus faible. J'ai
observé un exemple d'ascite sans qu'on pût découvrir après la mort aucune lésion organique des
viscères abdominaux ; dans ce cas la maladie semblait dépendre d'un état de dissolution du sang,
joint à un relâchement extraordinaire des vaisseaux.

Il y a environ cinq ans que je soignai un malade
qui mourut d'une hydrocéphale probablement
dépendant de cette cause , car cet enfant était
tombé malade à la suite de la rougeole ; le sang
qu'on lui tira du bras parut plus aqueux que
dans l'état naturel. Depuis ce temps-là, il n'avait
jamais pu recouvrer ses forces , et il fut pris d'hydrocéphale dix mois après. Dans ce cas, il est
probable que l'épanchement cérébral avait com-
mencé à se former bientôt après la rougeole qui
avait dérangé la santé de cet enfant ; et c'est par
suite de ce dérangement que le sang était devenu
trop aqueux.

La suppression ou la diminution de la sécrétion
urinaire peut aussi causer cette maladie. C'est
ainsi que des individus , qui sont censés mourir de

l'ischurie, succombent à l'hydrocéphale après avoir tombé dans le coma peu de temps avant de mourir. Chez ces malades la mort arrive généralement avant qu'il se soit effectué un épanchement considérable dans les ventricules; enfin, dans les maladies lentes et chroniques, il s'amasse souvent de l'eau dans les ventricules du cerveau comme dans le péricarde, mais non en assez grande quantité pour produire les symptômes de l'hydropisie du cerveau.

Appréciation de quelques-uns des symptômes les plus remarquables de l'hydropisie du cerveau.

En général tous les symptômes de cette maladie dépendent de divers degrés de la même cause; je veux dire la compression de différentes parties du cerveau par le liquide qui s'y trouve épanché.

1° L'inappétence et la disposition à vomir sont produits par le dérangement du cerveau, avec lequel l'estomac sympathise tellement, que dans les plaies de tête où le cerveau se trouve lésé, il se manifeste presque toujours des vomissemens.

2° L'effet désagréable que la lumière produit sur les malades dans la première et la seconde période, dépend d'un accroissement de sensibilité de la rétine, et cela est probablement dû à l'irritation de la couche des nerfs optiques, laquelle à son tour est déterminée par la présence de la sérosité accumulée dans les ventricules antérieurs du cerveau.

3° Du pouls lent et irrégulier de la seconde période.

Le mouvement du cœur est dû à l'excitation qu'exerce le retour du sang veineux poussé dans les ventricules; cette excitation, néanmoins, peut n'exercer aucun effet sur le cœur quand sa sensibilité est affaiblie; c'est pourquoi, lorsque dans l'hydrocéphale la sérosité se trouve accumulée dans le cerveau en assez grande quantité pour comprimer avec force la substance médullaire, les nerfs qui en viennent ont perdu de leur action, et conséquemment le cœur est devenu moins sensible; c'est ainsi qu'on explique que le pouls devient lent et quelquefois plus lent que dans l'état naturel, quoiqu'il y ait fièvre réelle à l'intérieur. Mais cet état fébril n'est pas la cause de la fréquence du pouls, non plus que la compression de l'origine des nerfs; quand le pouls est lent dans cette maladie, il est toujours plus ou moins irrégulier. Cela dépend de l'état des nerfs du cœur, qui se trouvent privés d'une partie de leur action; de là le défaut de mouvement, d'énergie et de régularité qui se manifeste dans cet organe.

4° De la fréquence du pouls dans la troisième période.

La fréquence du pouls, vers la fin de la maladie, est de tous les symptômes de l'hydrocéphale le plus difficile à apprécier. Si la pression exercée par la sérosité diminue la fréquence du pouls dans la seconde période, on doit penser que dans la troisième, cette pression étant augmentée, la sensibilité du cœur en est diminuée d'autant, et que son mouvement devra être ralenti au lieu d'être augmenté. Cependant, il est d'observation que le pouls est beaucoup plus fréquent vers la fin de la maladie, lorsque la compression de l'épanchement est la plus considérable; il importe de rechercher la cause de ce phénomène.

Quand dans la seconde période la compression des ventricules du cerveau rend le pouls lent et irrégulier, cet effet semble résulter de l'affaiblissement de la sensibilité et des autres propriétés des nerfs cardiaques; mais lorsque l'épanchement s'accroît dans la troisième période, la compression doit être plus grande; c'est pourquoi il est naturel de penser que ces nerfs doivent devenir de plus en plus impropres à remplir leurs fonctions. Mais on doit considérer que lorsque les ventricules du cerveau sont distendus par la sérosité au-delà de certaines limites, la violence faite aux fibres médullaires du cerveau cause une irritation extraordinaire qui augmente la fréquence du pouls. Dans les animaux récemment morts (chez lesquels nous devrions supposer que les nerfs sont plus insensibles, plus dépourvus d'action que dans la troisième période de l'hydrocéphale), en irritant la moelle allongée on réveille les mouvemens du cœur. Si, comme je l'ai observé plus haut, on approche du nez des sels volatils, ou qu'on introduise de l'eau de cannelle dans la bouche, au moyen d'une courte stimulation on donne une nouvelle vigueur aux nerfs de l'*iris* (qui, vers la fin de la maladie, commence à être paralysé); pourquoi l'irritation de la substance médullaire du cerveau, causée par l'extrême distension de ses ventricules, n'affecterait-elle pas de la même manière les nerfs du cœur en accélérant son mouvement?

Dans une apoplexie, le pouls, quoique d'abord lent, devient très-fréquent vers la fin. Dans presque toutes les maladies le pouls est extrêmement fréquent avant la mort, non pas qu'alors les nerfs soient plus sensibles ou plus propres à remplir leurs fonctions qu'auparavant, mais, parce que dans ce moment il y a dans toute l'économie un effort extraordinaire, et une grande irritation du cerveau et du système nerveux qui excite toute ses forces. Ceux qui meurent d'une hydropisie du cerveau sont absolument dans le même cas; car, quelle que soit la compression qu'éprouve la substance médullaire du cerveau, néanmoins les convulsions qui surviennent dans la dernière période prouvent que le cerveau et les nerfs sont sensibles aux stimulans, jusqu'à jouir de la faculté de mettre les muscles en mouvement.

5° De la dilatation de la pupille.

La contraction de la pupille est produite par la sensation d'une trop grande lumière sur la rétine; dans un lieu obscur, au contraire, ou lorsque la rétine est devenue insensible au stimulant de la lumière, on observe que la pupille se tient toujours élargie. Dans l'hydrocéphale, quand l'eau épanchée dans les ventricules comprime la couche des nerfs optiques, au point de rendre insensibles ces mêmes nerfs, la rétine ne ressent plus l'impression de la lumière; c'est pourquoi la pupille demeure dilatée.

Dans l'exposition que j'ai faite des symptômes de la troisième période, j'ai parlé d'un enfant de cinq ans dont les pupilles étaient très-dilatées cinq jours avant la mort; mais je remarquai, le dernier jour de la vie, que ces pupilles étaient aussi contractées qu'elles le sont dans l'état de santé et sous l'influence d'une lumière ordinaire. Ce jour-là même, ayant voulu exciter le malade en lui faisant respirer quelque substance volatile et spiritueuse, et en lui faisant avaler de l'eau de cannelle, la pupille devint à l'instant même aussi large qu'elle l'avait été la veille. La pupille se contracta de nouveau environ une demi-heure après; mais à l'instant même elle se dilata comme auparavant sous l'influence de l'alcali volatil. Je répétai cette expérience quatre fois en deux jours, toujours avec le même succès. Dans ce cas la dilatation de la pupille était d'abord due à la compression que le liquide épanché dans les ventricules intérieurs du cerveau exerçait sur la couche des nerfs optiques. Mais bientôt après, l'origine des nerfs qui vont se distribuer à la pupille se trouvant aussi comprimée par l'augmentation du fluide épanché, les fibres longitudinales de cette membrane (qui par leur contractilité opèrent sa dilatation) deviennent flasques et paralysées, comme toutes les parties du corps après la mort. C'est pour cette raison que les bords de la pupille étant tirés en dehors, elle est moins grande que dans l'état naturel.

Les substances spiritueuses et volatiles mises sous le nez, en irritant les nerfs du cerveau, stimulent assez cet organe pour redonner momentanément de l'action aux nerfs de l'iris; au moyen de cela les fibres longitudinales, en recouvrant leur propriété contractile, dilatent cette membrane. Mais aussitôt que l'effet de ce stimulant a cessé, les fibres de l'iris n'ayant plus d'action contractile, la pupille reprend ses premières dimensions.

6° *De la lenteur de la respiration vers la fin de la maladie.*

Dans cette manière de respirer (que nous avons aussi observée chez les individus morts d'apoplexie) il y a un intervalle considérable entre l'inspiration et l'expiration : cet intervalle est ordinairement de quelques secondes. Mais je l'ai quelque fois vu plus long, et notamment chez un apoplectique où il dura une demi-minute. Dans ce cas, le cerveau étant très-comprimé, la sensation pénible qui résulte du passage difficile du sang à travers les poumons sera beaucoup moins perçue que dans l'état naturel. De là, après chaque expiration, la longue pause qui précède une nouvelle inspiration : c'est encore par la même raison que l'influx nerveux n'anime plus suffisamment les muscles chargés de l'inspiration, jusqu'à ce que le sentiment de la suffocation devienne assez fort pour tirer le principe sentant de son état de léthargie.

Traitement de l'hydropisie du cerveau.

Si on pouvait connaître de bonne heure cette maladie, et avant qu'il y ait de l'eau épanchée dans les ventricules, il est probable qu'il conviendrait quelquefois de la traiter, ou mieux de la prévenir, par les purgatifs, les vésicatoires, les diurétiques, les frictions, l'exercice et la diète. Mais comme on ne parvient jamais à la découvrir avant qu'il y ait beaucoup de sérosité épanchée, cet épanchement, par la compression qu'il détermine sur la substance cérébrale, trouble les fonctions du cerveau, et laisse peu d'espérance au médecin. Il

est bien vrai qu'on a souvent guéri des ascites par
les diurétiques ou les purgatifs ; mais si nous con-
sidérons la différence qui existe entre le cerveau
et l'abdomen (où les purgatifs accroissent d'une
manière particulière par leur stimulation l'action
des absorbans, et évacuent en même temps la partie
aqueuse du sang), le mouvement extrêmement
lent du fluide dans les petits vaisseaux du cerveau
et la pression du liquide sur les parois des ventricules qui augmente encore la difficulté de l'absorption, nous comprendrons que les diurétiques
et les cathartiques sont efficaces dans le cas qui
nous occupe.

On soulage, on guérit même des ascitiques par
la ponction ; mais on ne peut employer aucun
moyen d'évacuer le liquide séreux , car il n'aurait
d'autre effet que de hâter la mort. J'avoue fran-
chement que je n'ai jamais été assez heureux pour
guérir un malade chez lequel la maladie était con-
firmée ; et je soupçonne que ceux qui ont cru
avoir plus de succès se sont trompés sur la nature du mal , ou ont pris une autre maladie pour
celle-ci.

Je me rappelle qu'il y a plusieurs années , un
médecin expérimenté , ayant été appelé auprès
d'un enfant d'un an atteint de fièvre avec convulsions et état comateux, pensa que ces symptômes
dépendaient d'une hydropisie du cerveau ; en
outre des vésicatoires qui avaient déjà été appli-

qués , il conseilla un purgatif composé de jalap
et de calomel qui produisit beaucoup d'effet , car
en deux ou trois jours le coma et les convulsions
cessèrent, et le malade fut bientôt rétabli. Je suis
persuadé que cet enfant n'avait point été atteint
de la maladie qui nous occupe. De plus, cet enfant n'avait pas été attaqué subitement de la fièvre
(comme il arrive lorsque cette fièvre tient à une
maladie de la tête). Jamais d'ailleurs cette maladie n'offrit un pouls lent et irrégulier , et aucun
des symptômes que je regarde comme essentiels
pour distinguer l'hydrocéphale interne des autres
affections.

FIN.

TABLE DES MATIÈRES

CONTENUES

DANS L'OUVRAGE.

Causes de la gravité de l'hydrocéphale aiguë et de l'obscurité de ses symptômes. — Difficulté que présente la médecine pratique chez les jeunes sujets. — Parti qu'on peut tirer de l'expression de la face et de la douleur chez les enfans. — Appréciation de l'habitude de les observer. — Avantages que certains praticiens ont prétendu en retirer. — Préjugés auxquels cette manière de voir a donné naissance. — Difficultés du sujet nonobstant les circonstances favorables où s'est trouvé l'auteur. — Dégoût qui naît des contradictions des auteurs. — Exposition du plan de l'ouvrage.

Définition, synonymie, 1-2. — Les anciens ont-ils connu l'hydrocéphale aiguë, 3. — Travaux de Duverney de Saint-Clair, 4 ; de Robert Whytt, de Sauvages, 5-6 ; de Fothergell, de Ludwig, d'Odier, 7 ; de Quin, de Baumes, 8 ; de Dobson, de Rush, 9. — Les premières recherches de l'auteur, 10. — Ouvrages de Cheyne, de Coindet, 11 ; de MM. Itard et Brachet, 12 ; de M. Mat-

---

FIN.